はじめに

私は長年、自律神経や腸の研究を通して、さまざまな健康法をみなさんに提案してきました。そのなかでも、「自律神経を音楽で整える」ことを提案した本『聞くだけで自律神経が整うＣＤブック』はベストセラーになり、多くの読者の方々に実践していただきました。

今、私たちの生活は激変し、ストレスや不安で悩む人が増えています。そんな心の不調や体の不調で苦しむ人たちに、「音楽で健康になる」ということを改めて提案したいと考え、新たな装いで出版することにしました。

『聞くだけで自律神経が整うＣＤブック』と『聞くだけで自律神経が整うＣＤブック　心と体のしつこい不調を改善編』から「自律神経が整う曲」をセレクト、さらに未収録曲、新曲5曲を加えて15曲を厳選しました。ストレスや不安で心が疲れている今だからこそ聞いてほしい「15曲」になっています。

また本の内容については、『聞くだけで自律神経が整うＣＤブック』がとてもわかりやすいと好評をいただいておりますので、同じものにしています。

この本が、みなさんの健康に役立つように、心からお祈りします。

小林　弘幸

「自律神経が整う」シリーズは、発売以来、全国から感謝のお便りをたくさんいただきました。ここでは、そのほんの一部を紹介いたします。

ストレスや不安が消えます！

「ストレスや不安でいっぱいのときに聞いています。いつの間にか寝てしまったりして、聞くだけで気持ちが落ち着くんです」（64歳 女性）

毎日がスッキリしています！

「医学的根拠をもとにしたメロディで、しっかり効果を実感しています。長年、苦しんできたひどい頭痛も改善して、毎日がスッキリです」（57歳 女性）

毎日、寝る前に聞いています！

「どの曲もとても感じがよく、寝る前に聞いています。朝、疲れがとれスッキリしているので、毎日が、とても充実したものに変わっています」（53歳 男性）

優しい気持ちになっています！

「初めて聞いたときは、涙が溢れて止まりませんでした。
聞くたびに優しい気持ちになるのを実感しています」（40歳 女性）

ストレスと不安で、心も体も疲れてしまう――。
こんな時代だからこそ、たくさんの人に
聞いていただきたい、そんな15曲を厳選しました。

不安でいっぱいなとき、
ストレスで体調を崩したとき……。
ぜひ、この音楽に耳を傾けてください。
自律神経が整っていくことで、
きっとあなたの心の不調や体の不調は
解消するでしょう！

第1部 なぜ、聞くだけで、自律神経のバランスが整うのか？

第2部 なぜ自律神経が「健康のカギ」なのか？

このCDを聞くことで、眠くなることがあります。運転や仕事等をしながら聞くことは、お控えください。

この音楽の聞き方

この音楽は、自律神経にとって最高のクスリ――いわば「聞くクスリ」です。このクスリには、コツもポイントもありません。流れてくる音楽に耳を傾けていればいいだけです。

使い方は、２通りあります。ひとつは「予防のための使い方」。普段からこの音楽をＢＧＭとしてかけ、自律神経の乱れから健康や美容などに悪影響が出るのを未然に「予防」します。

もうひとつは「治療としての使い方」。嫌なことがあって落ち込んだときや何かのトラブルで悩んでいるとき、音楽によって乱れた状態を治します。心身のコンディションが落ち込んだとき、平常モードにリセットするのにたいへん役に立ちます。

クスリの「用法」ですが、15曲どの順番で聞いても構いません。最初から通して聞いてもいいし、ランダムに聞いてもいい。気に入った曲があれば、その曲だけを繰り返し聞いてもＯＫです。聞く時間もとくに決まりはなし。10分間集中して聞いてもいいし、ＢＧＭとして一日中聞いていても構いません。

ただし、心の具合や体調によっては眠くなることがあります。運転中に聞くことはお控えください。仕事をしながら聞くときも、ご注意ください。

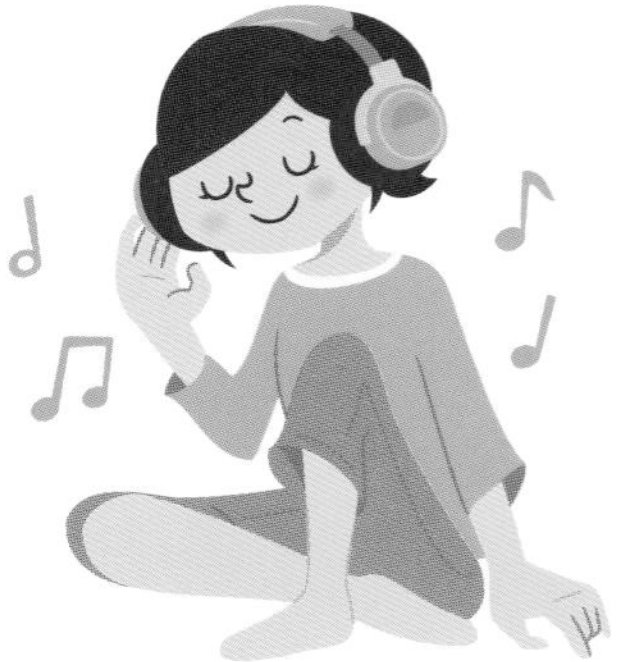

第1部

なぜ、聞くだけで、自律神経のバランスが整うのか？

なぜ、自律神経は大切なの？

そもそも自律神経って、どういうものなの？

自律神経は、心臓や腸、胃、血管などの臓器をコントロールする大切な神経です。**「交感神経」と「副交感神経」が、綱引きのように働いて（交感神経がアクセル、副交感神経がブレーキの役割と喩《たと》えられます）、臓器をコントロールしています。**

血管を例にその働きを見ると、交感神経は血管を収縮して心拍数や血圧を上げます。同時に、副交感神経は血管を拡張させて心拍数や血圧を下げようとします。この2つの働きが、うまくバランスをとるので、ちょうどよい心拍数と血圧になります。

緊張する状況では、副交感神経に対して交感神経が優位になり、心拍数や血圧が上がります。その興奮状態が長く続くと身体に過剰な負担がかかりますが、夜間など副交感神経が優位になると、心拍数や血圧は下がり、落ち着き、リラックスした状況になります。

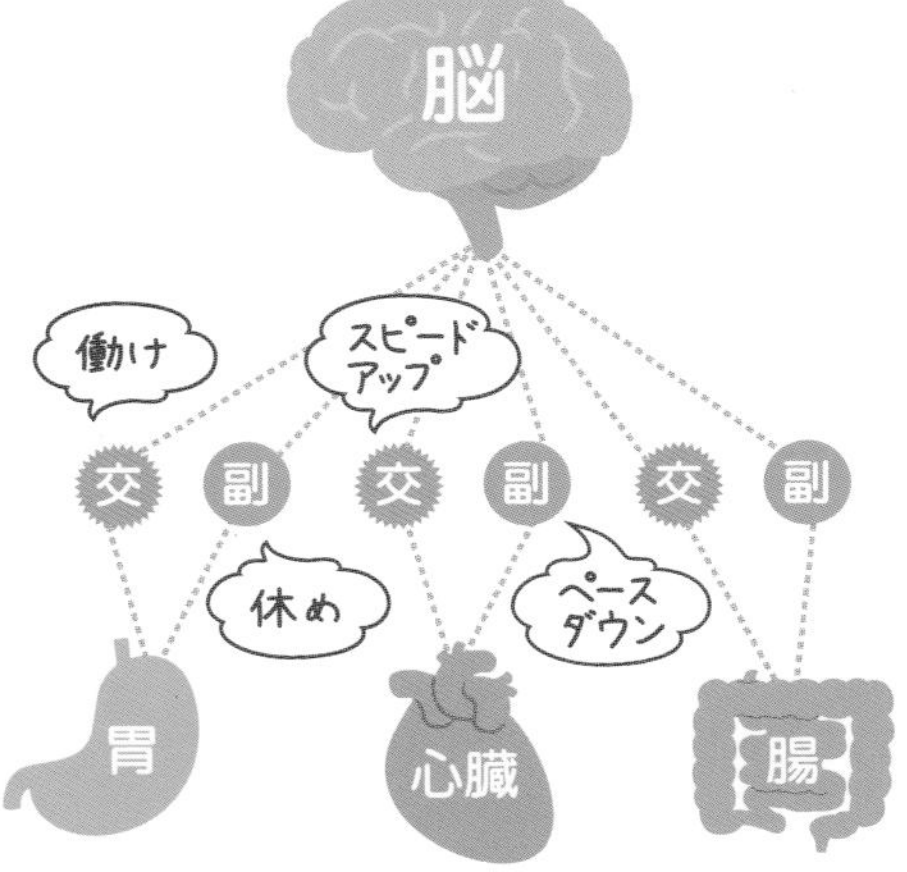

自律神経ってどんな働きをするの？

前ページで話したように、交感神経はアクセル、副交感神経はブレーキの役割を果たしています。交感神経のアクセルを踏み込むと、血管が収縮して心拍数や血圧が上がり、気持ちが高ぶってアグレッシブな方向へシフトします。一方、副交感神経のブレーキを踏むと、血管が拡張して心拍数や血圧が下がり、気持ちが落ち着いてゆったりリラックスする方向にシフトします。

この**交感神経と副交感神経は、両方とも高いレベルでバランスよくキープされているのがベスト**です。両方ともハイレベルで安定しながら、**日中は交感神経が少し高いくらい、夜間は副交感神経が少し高いくらいになる**のが理想的です。

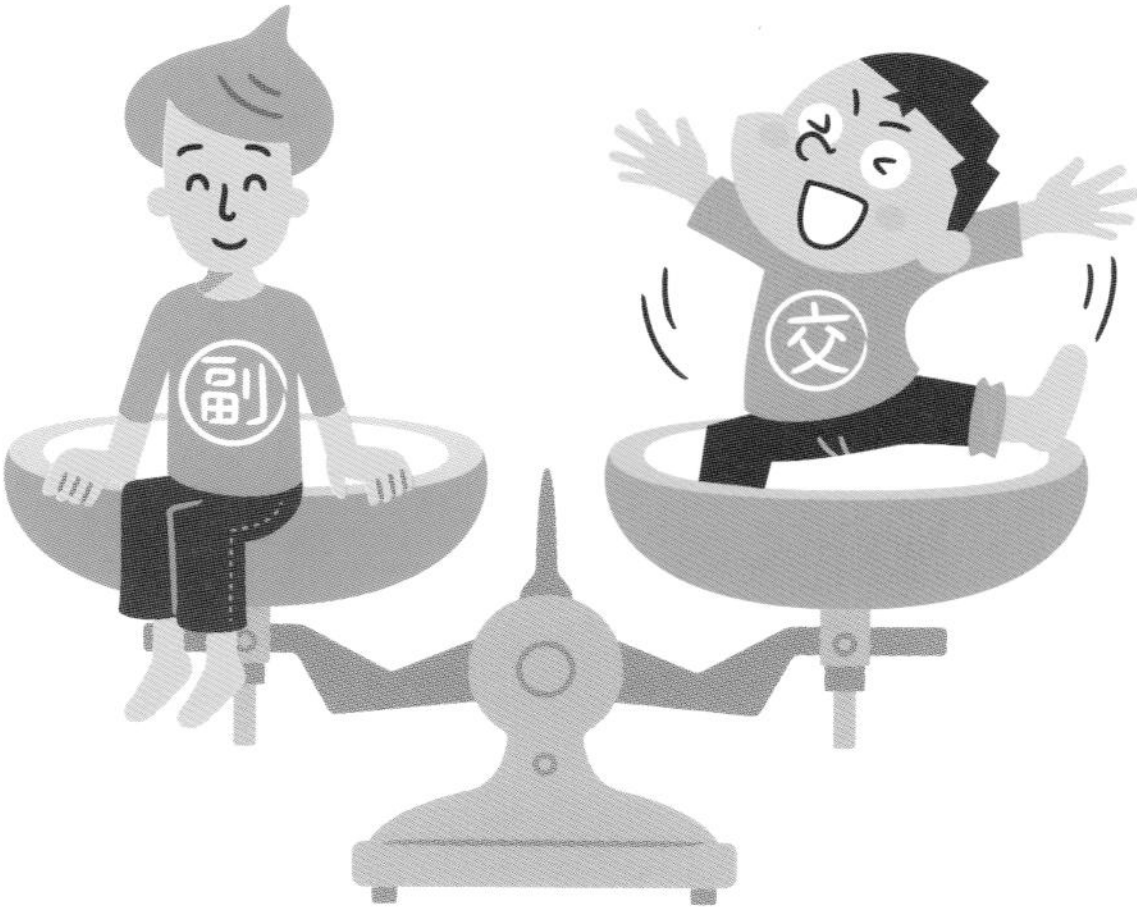

自律神経のバランスが崩れると……

① 交感神経が優位になった場合

　交感神経のアクセルばかり踏んで、副交感神経のブレーキの機能をすっかり落としています。現代人にもっとも多いパターンです。**仕事や家事、人間関係のストレスなどから、一日中イライラ、ピリピリ**しています。

　こういう状態が続くと、**血流が悪くなり、免疫力も低下して病気などのトラブルに見舞われやすくなります**。また、仕事や家事などでも、一生懸命がんばっているのに結果が伴わず、心身ともに疲弊していってしまうことが少なくありません。

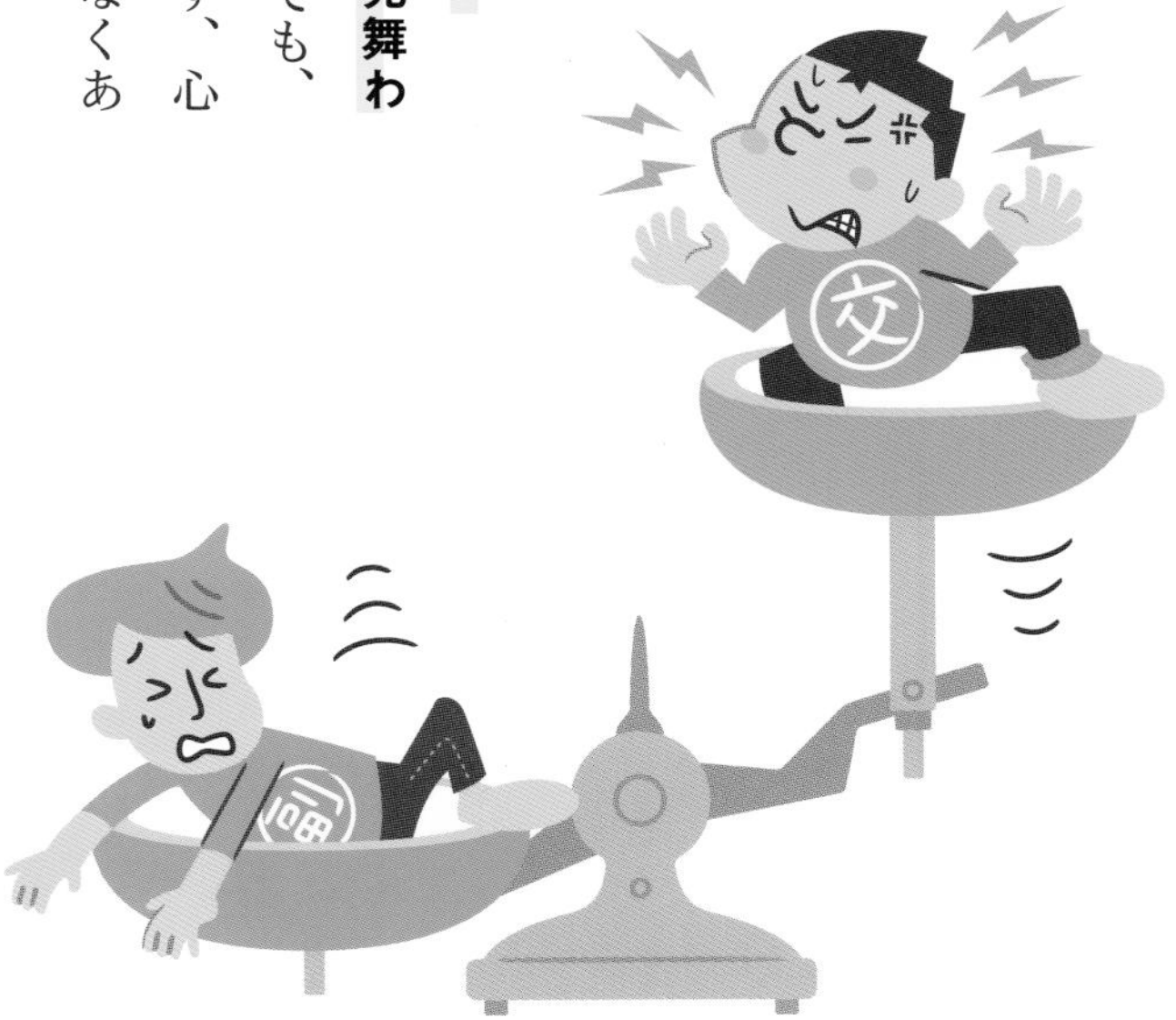

自律神経のバランスが崩れると……

② 副交感神経が優位になった場合

副交感神経が高くても、交感神経が低い状態はよくありません。アクセルの利きが悪く、いつものろのろ運転になってしまいます。

この「のんびり屋さんタイプ」の人は、**注意力散漫で不注意なミスも起こしがち**なのです。7人にひとりの割合でいるとされ、うつ病に陥る傾向もあります。

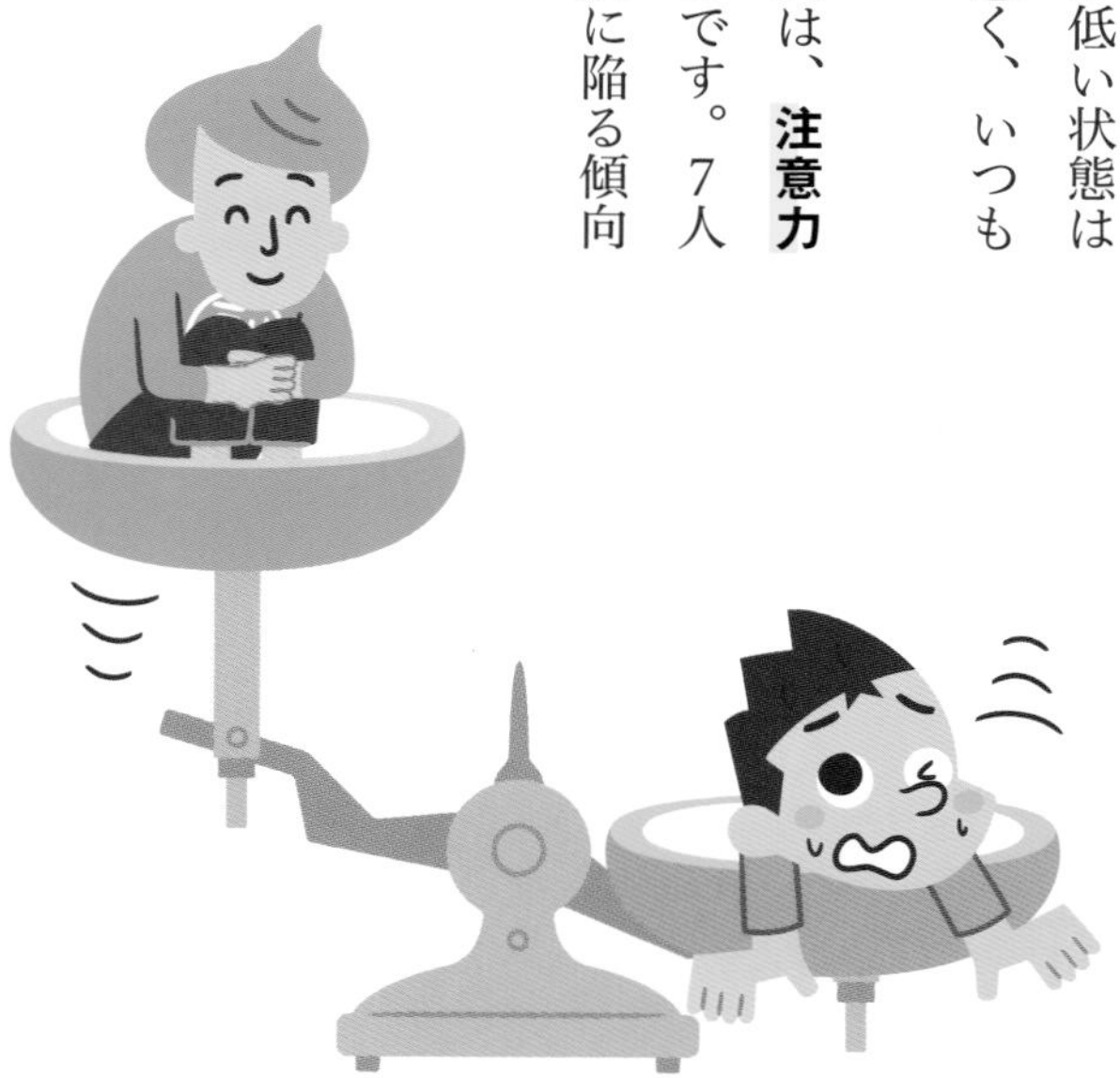

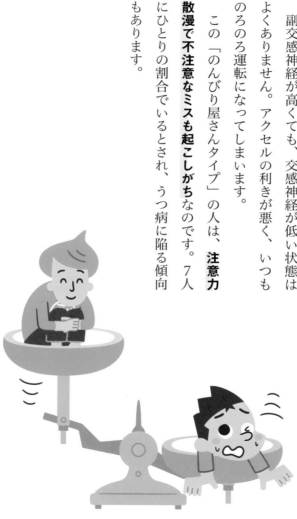

自律神経のバランスが崩れると……

③交感神経、副交感神経ともに低い場合

交感神経と副交感神経のバランスがよくても、両方ともレベルが低いのもダメ。ストレスの多い生活や寝不足が続くと、両方の働きがダウンしてしまうケースがあります。

このタイプの人は**たいへん疲れやすく、やる気や覇気《はき》が感じられず、いつもぐったりしている**傾向があります。アクセルもブレーキも働きが落ちているため、ちょっと車を動かしただけで疲弊してしまうのです。

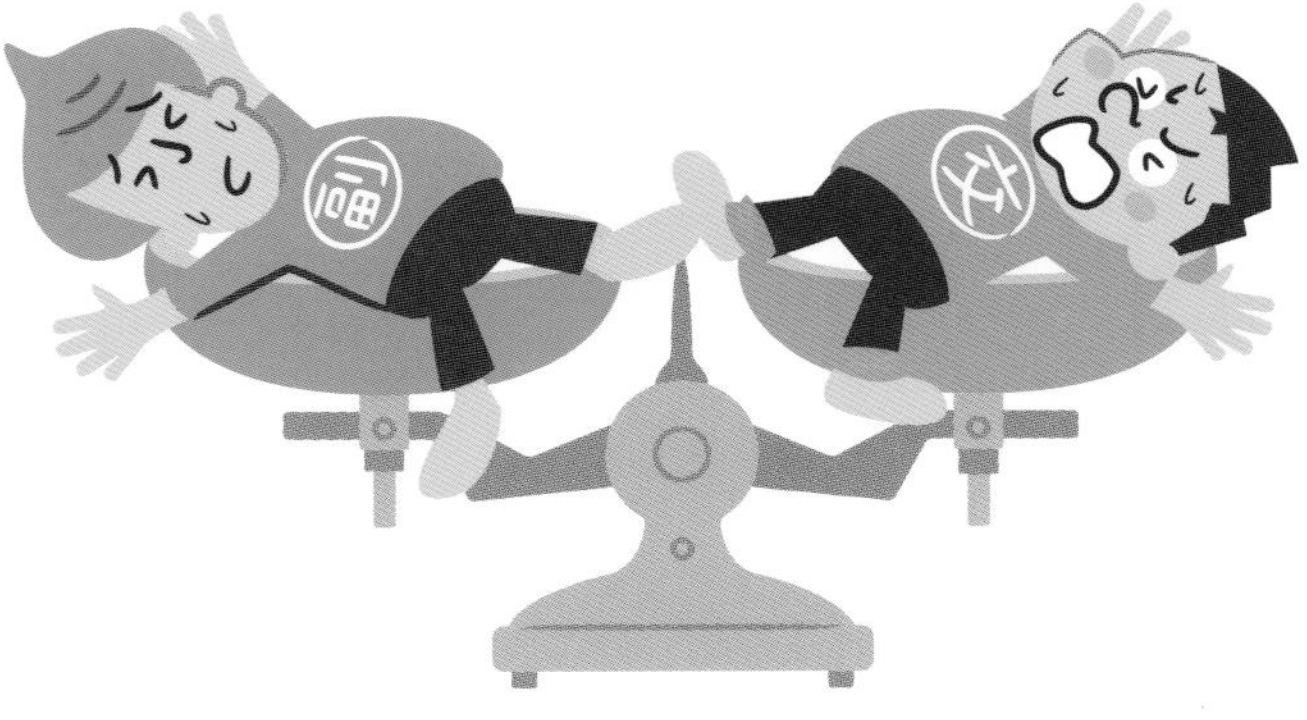

だから
自律神経のバランスが大切！
でも、私たちは
その大切さに
気づいていません。

そんな人にオススメなのが、「音楽」を聞くことです！

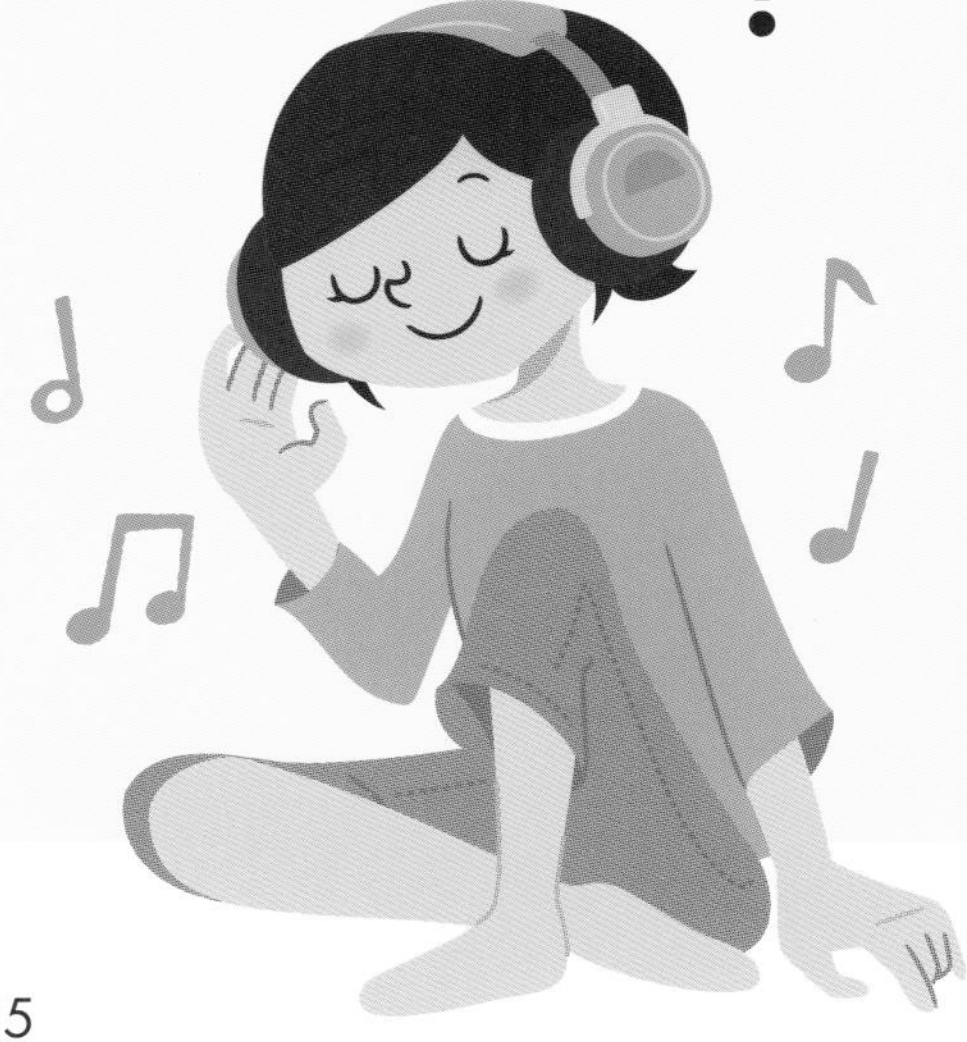

自律神経のバランスが整って、体のパフォーマンスが上がる

私たちの脳は、外部から受けた情報によって生じる情動（喜怒哀楽《きどあいらく》といった感情）に応じて、脳の視床下部《ししょうかぶ》というところが作用します。この視床下部は、自律神経を司《つかさど》るところです。ここから、体中の臓器に「働け」「休め」という情報が送られています。

外部の刺激のなかでも、音楽は自律神経のバランスをよくする効果を発揮します。実は、**人間の脳は、本能的に音楽を「快」と感じるようにプログラムされている**ことが明らかになりました。

音楽を聞くことで、自律神経のバランスが整い、体がちゃんと働くのは、こんなメカニズムがあるのです。

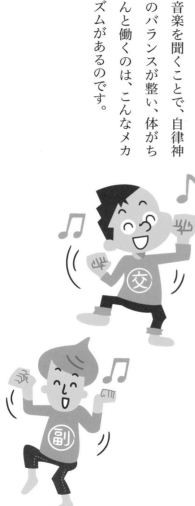

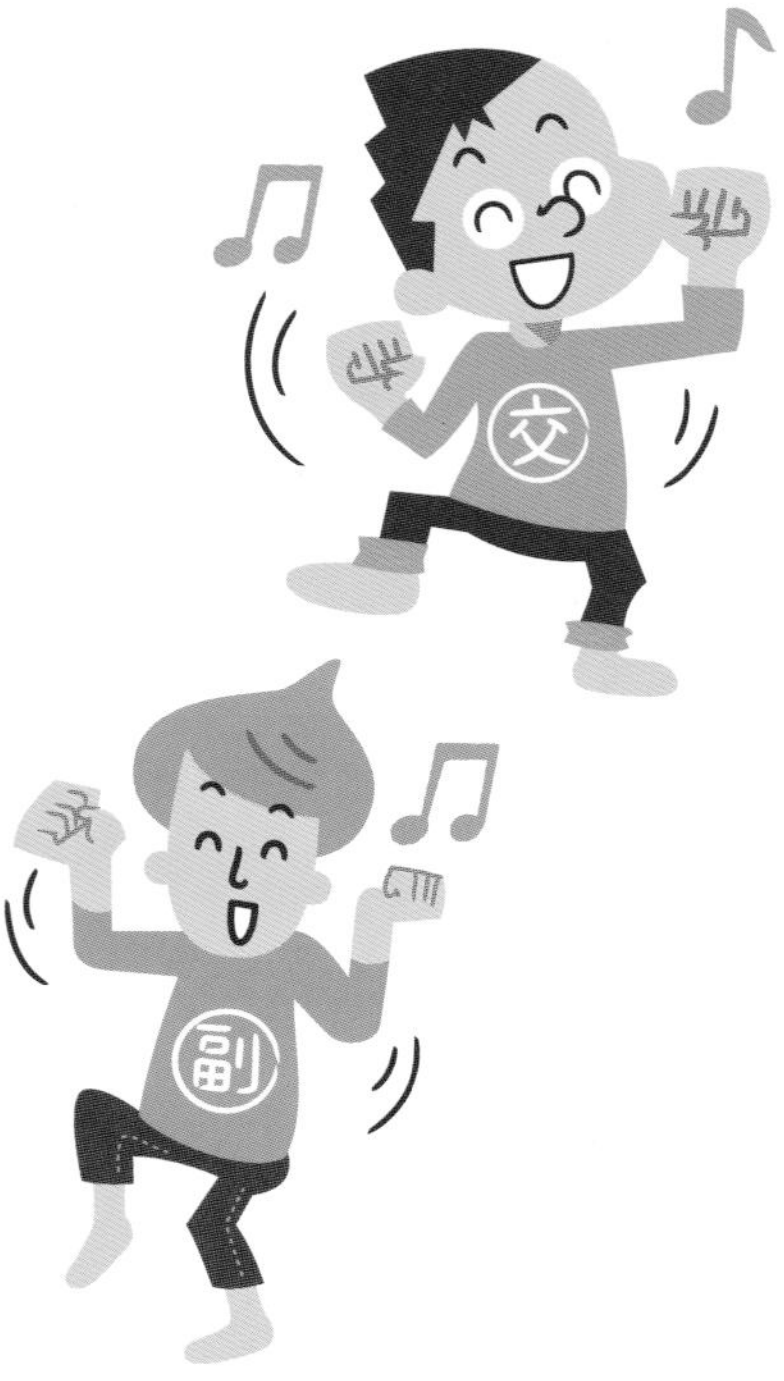

この音楽を聞いて
自律神経のバランスを
整えて、
元気いっぱいの
毎日をすごして
ください。

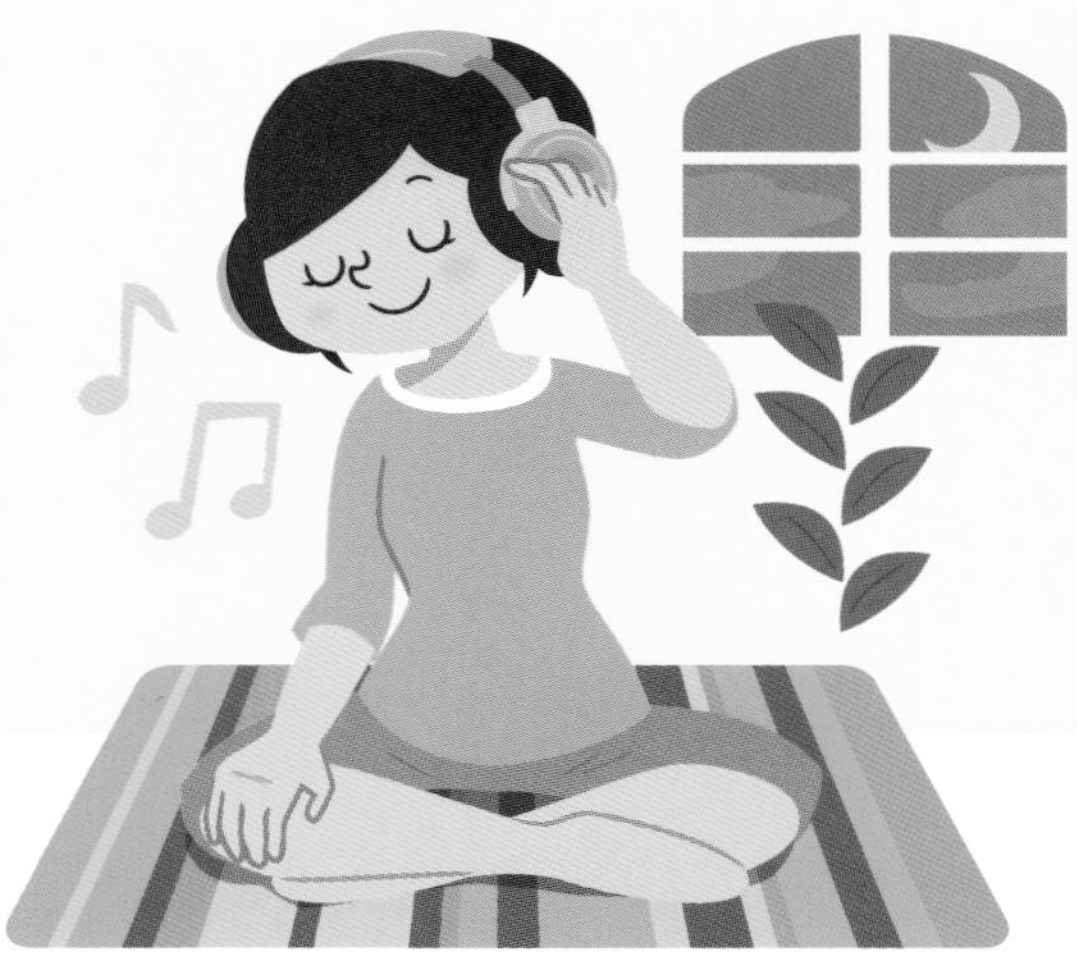

では、この音楽は
どういうときに
聞くといいのでしょうか？

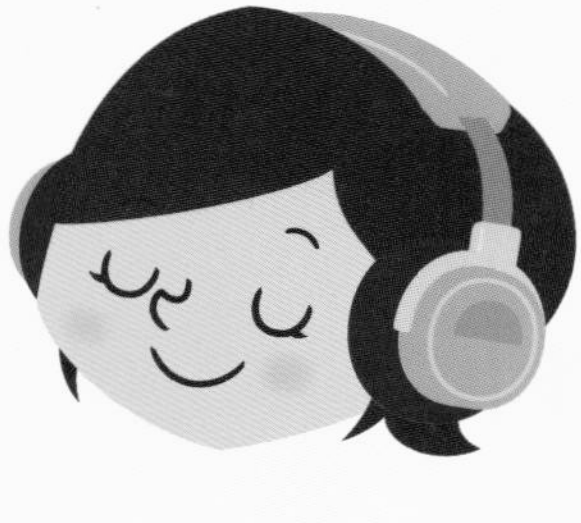

こんなときに聞こう 1

毎日の生活のなかでちょっとしたときに

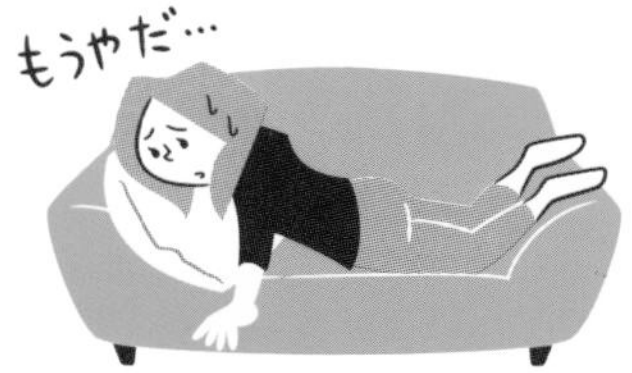
もうやだ…

気力がない

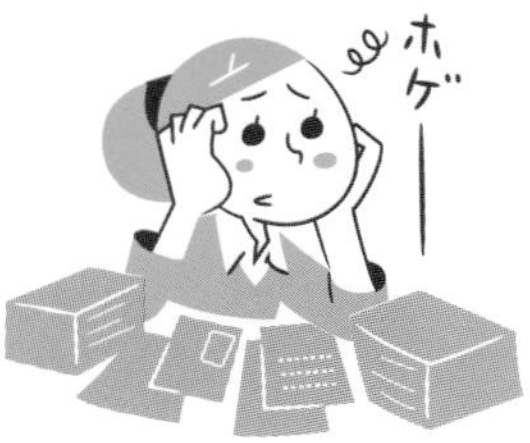
ホゲー

注意力散漫

ギューギュー
つらい

満員電車の中

ゴチソウサマ

食事の後

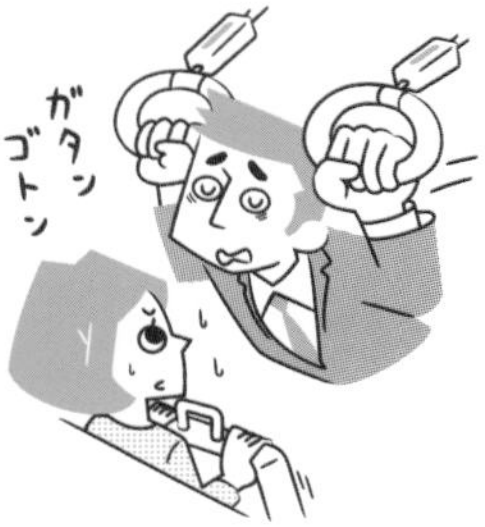
ガタン
ゴトン

寝不足

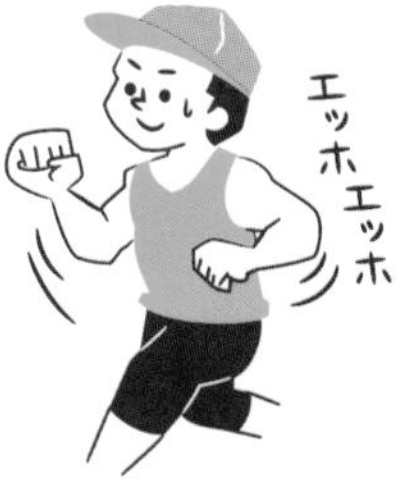
エッホエッホ

運動の後

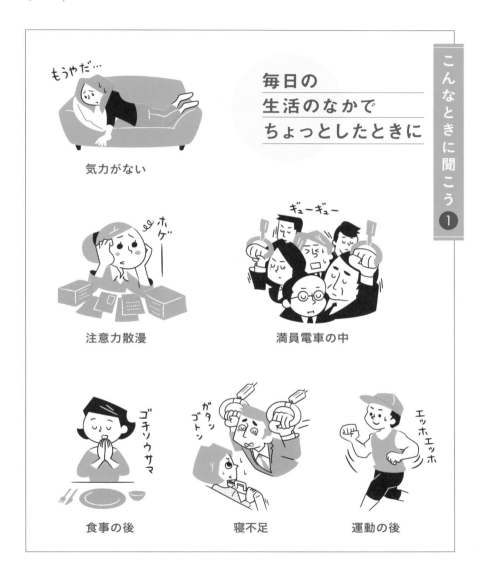

焦りや不安から逃れたいとき

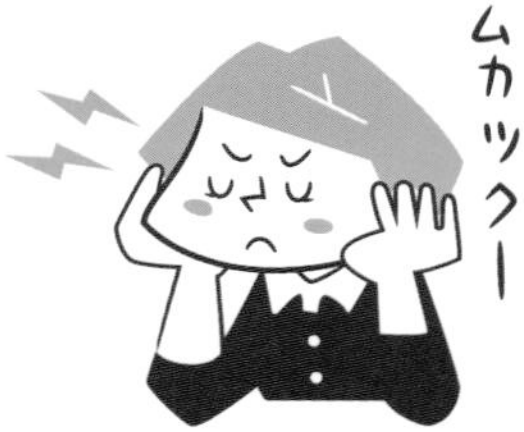

イライラしている

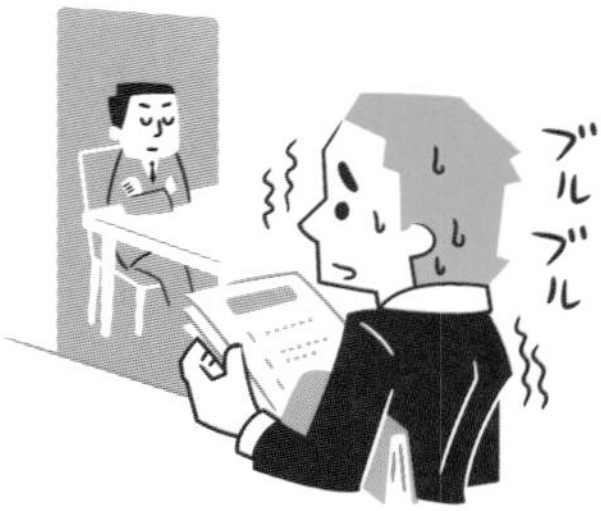

大事な商談の前

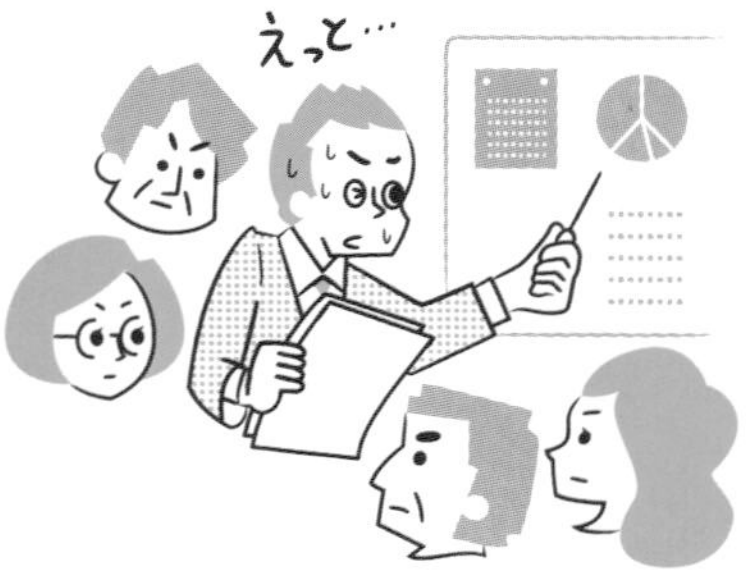

大事なプレゼンを
成功させたい

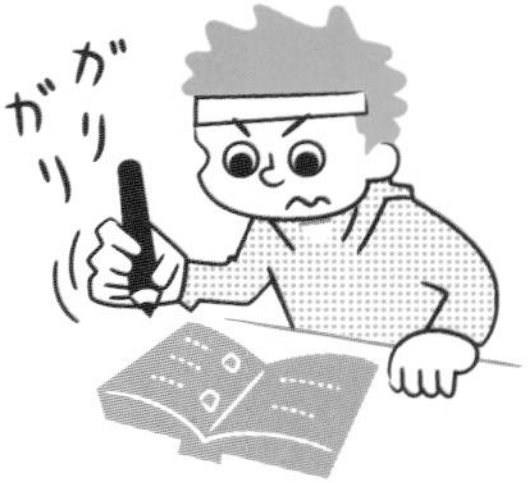

受験の前

こんなときに聞こう 3

悩みやトラブルで、解決法を探しているとき

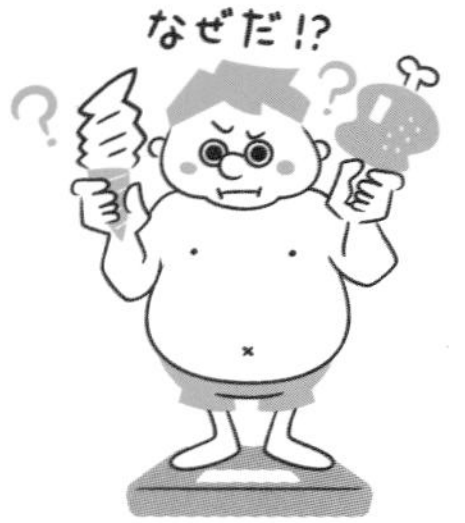
なぜだ!?

ダイエットに失敗した

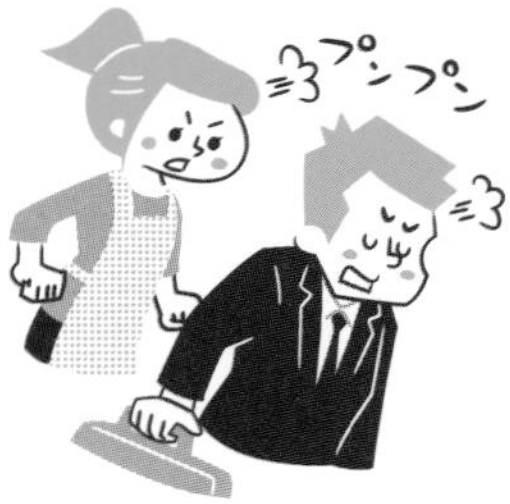
プンプン

夫婦喧嘩をした

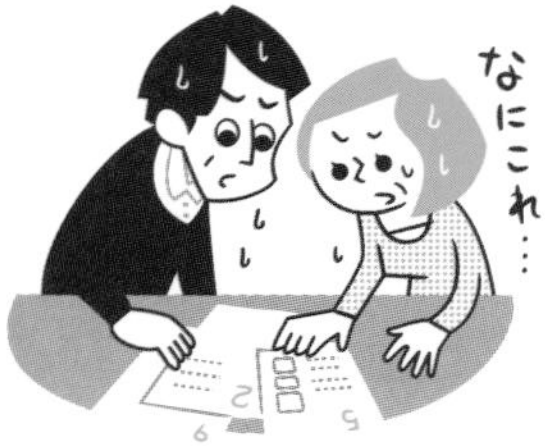
なにこれ…

子どもの成績が悪い

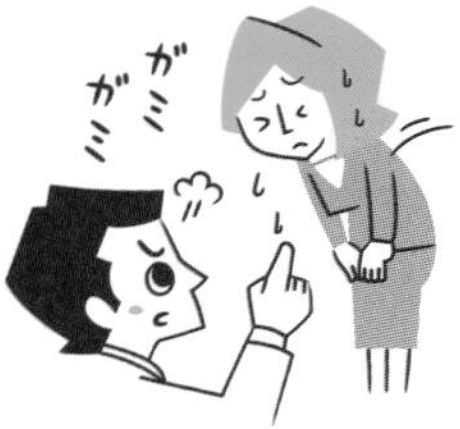
ガミガミ

仕事でミスをした

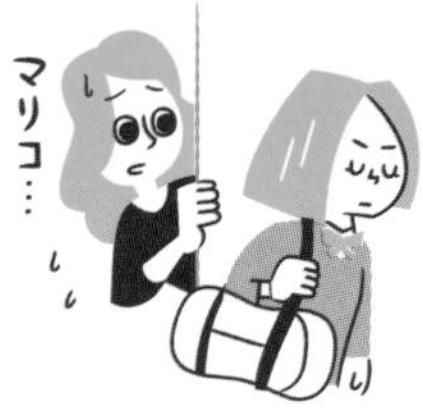
マリコ…

子どもが反抗期になった

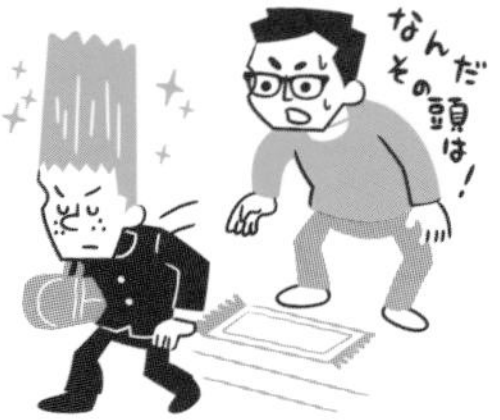
なんだその頭は！

子どもが言うことを聞かない

病気や体の不調を感じたとき

頭が痛い

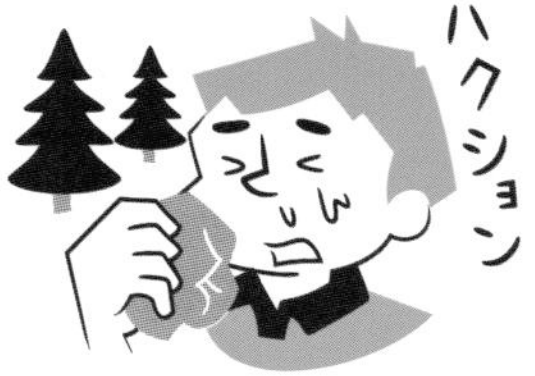

花粉症でつらい

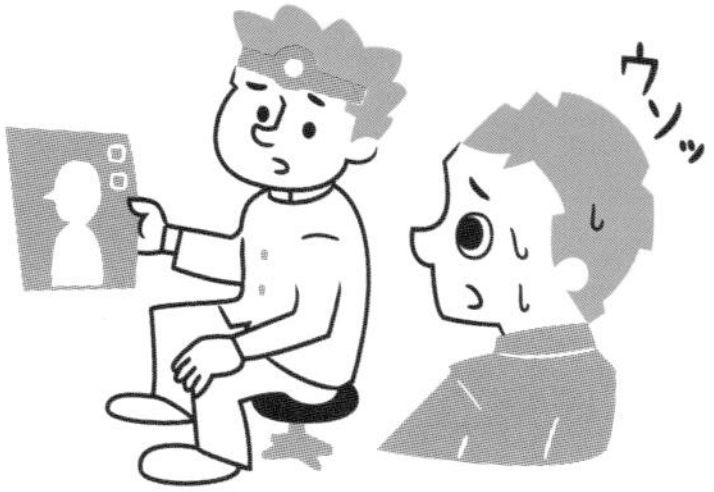

大病になった

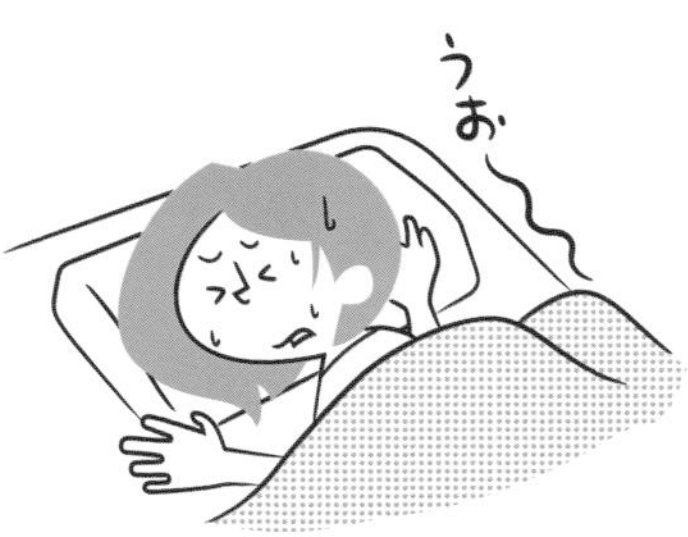

病気やケガでベッドに
伏せっているとき

こんなときに聞こう 5

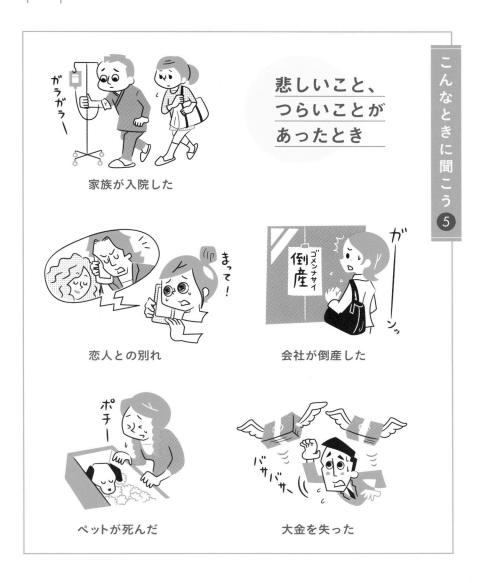

悲しいこと、つらいことがあったとき

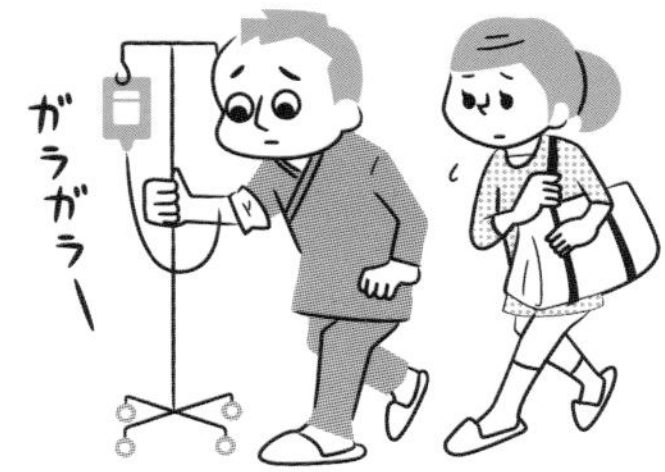

家族が入院した

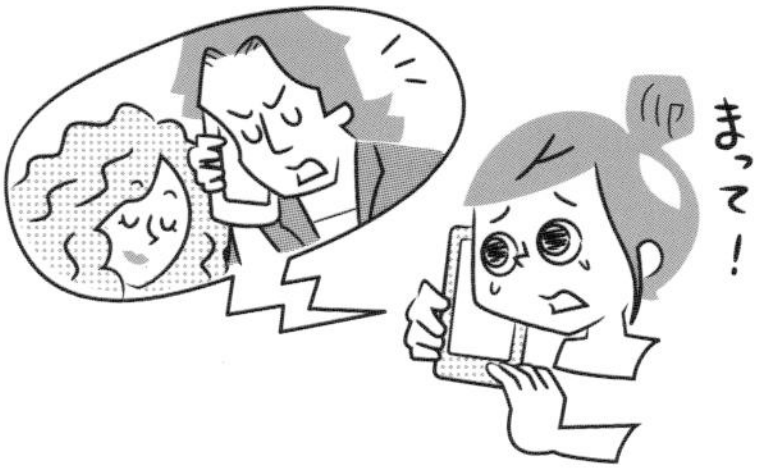

恋人との別れ

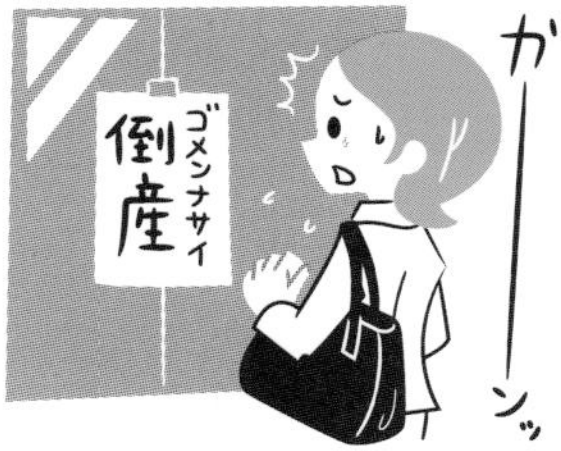

会社が倒産した

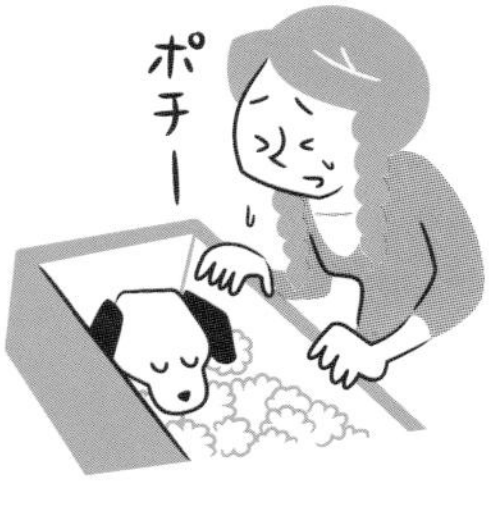

ペットが死んだ

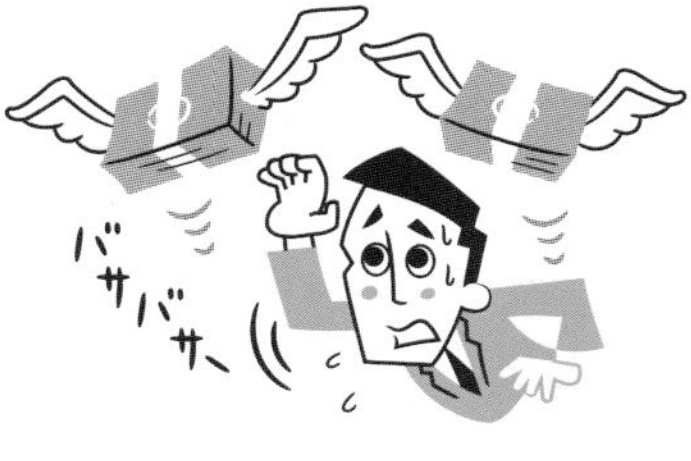

大金を失った

あなたの自律神経の状態はどうなっていますか？

自律神経には4つのタイプがあります！

C　のんびりタイプ

交感神経が低くて、副交感神経が高い

たとえ副交感神経が高くても、交感神経が低くてはいけません。アクセルの利きが悪く、いつものろのろ運転をするようになってしまいます。

A　いきいき能力発揮タイプ

交感神経と副交感神経が両方とも高い

もっとも理想的な状態です。交感神経と副交感神経とが両方ともハイレベルで安定していると、自分の持てる能力をいかんなく発揮していくことができます。

D　ぐったり無気力タイプ

交感神経と副交感神経の両方とも低い

ストレスの多い生活や睡眠不足の生活を続けていると、交感神経と副交感神経の両方の働きがダウンしてしまうこともあります。

B　がんばりすぎタイプ

交感神経が高くて、副交感神経が低い

現代人にもっともよく見られるパターン。アクセルばかり踏んでいて、ブレーキの機能をすっかり落としてしまっています。

では、チェックしてみましょう！

次のＱ１からＱ10の設問で、現在の自分にもっともよく当てはまるものをひとつ選んでチェック✓してください。

各項目の終わりには△と▽の記号がありますが、全部チェックし終わったら△と▽それぞれの合計点を出してください。(△)と(▽)はそれぞれプラス１点、(△▽)はどちらも１点ずつプラスします。(▲▼)はどちらも１点ずつマイナスしてください。

Q1 睡眠について

□ ふとんに横になったら、だいたいいつもすぐに眠れる(△▽)

□ 夜、普通に眠ったのに、昼間に眠くなることがある(△)

□ 夜、なかなか寝つけない(▽)

□ 寝つきが悪く、眠りも浅く、眠っても途中で目が覚めてしまう(▲▼)

Q2 ルーティンワーク(仕事・勉強・家事など)について

□ やりがいを感じているし、
自分には成果や結果を出せる力があると感じている (△▽)

□ 億劫でなかなかやる気が起きない。 やろうとしても眠くなったりする (△)

□ できなかったときのことを考えると不安になるので、
なるべく集中して取り組む (▽)

□ やれないことに不安を感じるけど、 いかんせん体がついていかない (▲▼)

Q3　食欲について

- □ 食事の時間になると空腹を感じ、いつもおいしく食べられる(△▽)
- □ 食べてもすぐにおなかがすいて、おなかが鳴ることもある(△)
- □ 仕事や作業などに集中していると、おなかがすかない(▽)
- □ 食欲がない、もしくは、空腹でもないのに食べるのをやめられない(▲▼)

Q4　食べた後について

- □ 胃もたれや胸やけなどはほとんどしない(△▽)
- □ ちゃんと食べたのに、すぐにおなかがすく(△)
- □ しょっちゅう胃もたれや胸やけがする(▽)
- □ 食事の前や後に胃が痛くなることが多い(▲▼)

Q5　解決しなければならない問題があるときの対応について

- □ すぐに対応策を考え、まとめて、行動に移すことができる(△▽)
- □ いつの間にかほかのことを考えてしまうなど、なかなか考えがまとまらない(△)
- □ 根をつめて考え込んだり、考えすぎて不安になったりする(▽)
- □ 考えようとしても全然集中できず、やる気すら起きない(▲▼)

Q6 日々の疲れについて

□ それなりに疲れはするが、ひと晩眠ればいつもリセットできる(△▽)

□ 疲れるとすぐに眠くなるし、昼間もややだるい(△)

□ 疲れは抜けにくいが、いざ仕事となればがんばることができる(▽)

□ 何をするのも面倒に感じるほど、いつも疲れを感じている(▲▼)

Q7 メンタル・コンディションについて

□ 仕事中は気が張っているが、家に帰れば切り替えてゆっくりできる(△▽)

□ 別にストレスは感じていないが、ボーッとしていることが多い(△)

□ 一日中、ずっと気が張っていて、心がほぐれることがない(▽)

□ 強い不安感や恐怖感があったり、
考えるのがイヤで眠りたくなったりする(▲▼)

Q8 手や足の冷えについて

□ 年間を通じて、冷えを感じることはない(△▽)

□ 冷えは感じないが、逆にポカポカして眠くなることが多い(△)

□ たとえお風呂上がりでも、少し経つと手足が冷えてしまう(▽)

□ あまりに手足が冷えて眠れない。顔色も悪い(▲▼)

Q9　体重について

- □ もう何年もの間、体重に大きな変動はない（△▽）
- □ ついつい食べすぎてしまい、太りやすい（△）
- □ ストレスが多いと、太りやすい（▽）
- □ 1年前に比べて、体重が5キロ以上増減している（▲▼）

Q10　いまの自分について

- □ いつも活気に満ちていて、心身ともに充実していると感じる（△▽）
- □ 大きなトラブルもなく、どちらかといえば充実しているほうだと思う（△）
- □ 1日1日刺激を受けることで、充実していると感じる（▽）
- □ 漠然とした不安を感じている。いつも憂うつ感が抜けない（▲▼）

集計　△＝□個　▽＝□個

判定結果

①△と▽がともに8個以上の人
いきいき能力発揮タイプ　（交感神経と副交感神経の両方とも高い）
②△が7個以下、▽が8個以上の人
がんばりすぎタイプ　（交感神経が高くて、副交感神経が低い）
③△が8個以上、▽が7個以下の人
のんびりタイプ　（交感神経が低くて、副交感神経が高い）
④△と▽がともに7個以下の人
ぐったり無気力タイプ　（交感神経と副交感神経の両方とも低い）

②③④のタイプに該当された方は、自律神経のバランスを立て直すことが急務です。本書の音楽を利用して日々リカバリーしながら、自律神経を整えていきましょう（設問中で△は副交感神経、▽は交感神経が働いている状態を表します。△▽は両方が高い理想的状態、▲▼は両方が低い状態です）。

この楽曲は、
医学的根拠をもとに作った
オリジナルの音楽です。
聞き方は通して聞くのもよし、
好きな曲だからと
繰り返して聞くのもよし、
1日何回聞いてもOKです。

この音楽を聞くと……
バランスがよくなる　パフォーマンスが上がる

自律神経のバランスがよくなると、私たちの体はどんどん健康で好調な方向にシフトしていきます。すみずみに新鮮な血液が行き渡り、細胞のひとつひとつが活性化するのです。免疫力も高くキープされるため、病気になることもないでしょう。肌や髪などもみずみずしさやハリを取り戻して、輝きを放つようになるはずです。

また、仕事や人間関係、スポーツなどが〝好調の波〟に乗るようになります。「ここぞという大事な場面」で持てる力を出せるようになり、よいパフォーマンスを発揮できるようになっていくのです。

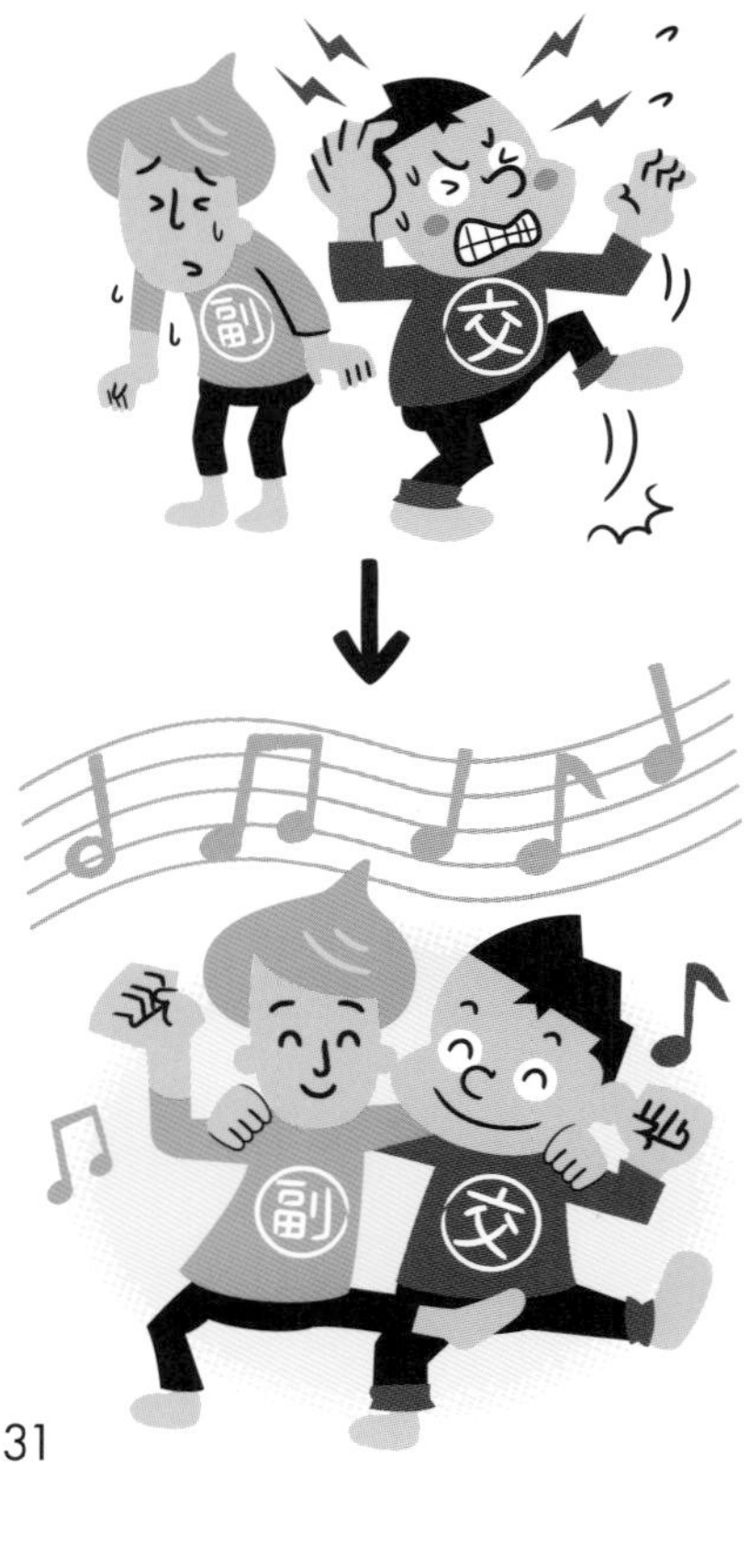

曲のイメージ

この音楽は、いずれも自分の過去や未来の人生を大きなスケールでイメージできる曲になっています。みなさんが感じたままのフィーリングで曲に入り込み、それぞれの曲で思い思いにイメージをふくらませていくようにするといいでしょう。

1曲目　空

雲ひとつない真っ青な空を、キラキラしたエレクトロニックピアノの音色で表現しました。「ラインクリシェ」という音楽奏法により、気分が高揚するメロディーを奏でています。明日もこの空のようにキラキラしたことが待っている――。希望に満ち溢れたメロディーを聞きながら明るい明日を思い描いてください。

（作曲：大矢たけはる）4分57秒

2曲目　潮風

夕焼けが綺麗な誰もいない海をイメージして作りました。ひとり大きな夕焼けが映る海を見ていると、爽やかな潮風が漂ってくる――。忙しいときこそ、この曲を聞いてそんな情景を頭に浮かべながら、贅沢にボーッとする時間を作ってみてはいかがですか。きっと副交感神経が上がり、頭もリフレッシュするでしょう。

（作曲：大矢たけはる）5分43秒

3曲目　導かれるままに

時には何をやってもうまくいかないということもあるでしょう。そんなときこそ、ゆったりとした音楽に身を委ねるのもいいかもしれませんね。向かい風に立ち向かっていくのではなく、今の自分の状況に身を委ねてみる。そうすることで、見失いかけていたものが見つかるかもしれません。

（作曲：大矢たけはる）6分

4曲目　哀しみの向こう側

切ない、哀しい思いをしたときこそ、マイナー調から始まる音楽に耳を傾け、思い切り泣いてみてください。泣くことは、自律神経にたいへんよいという研究データもあります。思い切り泣いた後は、サビ部分や曲後半のメジャー（明るい）メロディーに耳を傾けて、哀しみの向こうに待っている光を感じてください。

（作曲：大矢たけはる）5分50秒

5曲目　風吹き抜ける

1曲目の「空」と同様に、ラインクリシェ奏法をシンセアコギの音色に乗せています。日本ならではの「和の夏」をイメージして作りました。木々の青々とした匂い、昨日降った雨の匂い、蚊取り線香の匂い――。日本の夏にしか味わえない「匂い」が風に乗って漂ってくる。この曲から「匂い」を感じ、ふと懐かしい気持ちになっていただけたらうれしいです。

（作曲：大矢たけはる）4分13秒

6曲目　縁

人は誰しも、多くの縁に支えられ、たくさんの人との出会いや別れを経験してきています。静かにリフレインされるピアノの旋律に、人との絆に支えられて、段階を踏んで成長してきた自分自身の姿を重ねてみるのもいいでしょう。

（作曲：大矢たけはる）3分29秒

7曲目　舞花

時が止まったかのような静けさのなかで、花が美しく舞い散っているようなイメージの曲です。時の流れを遡って、大切なその場所へタイムスリップしてみてはどうでしょう。

（作曲：大矢たけはる）3分42秒

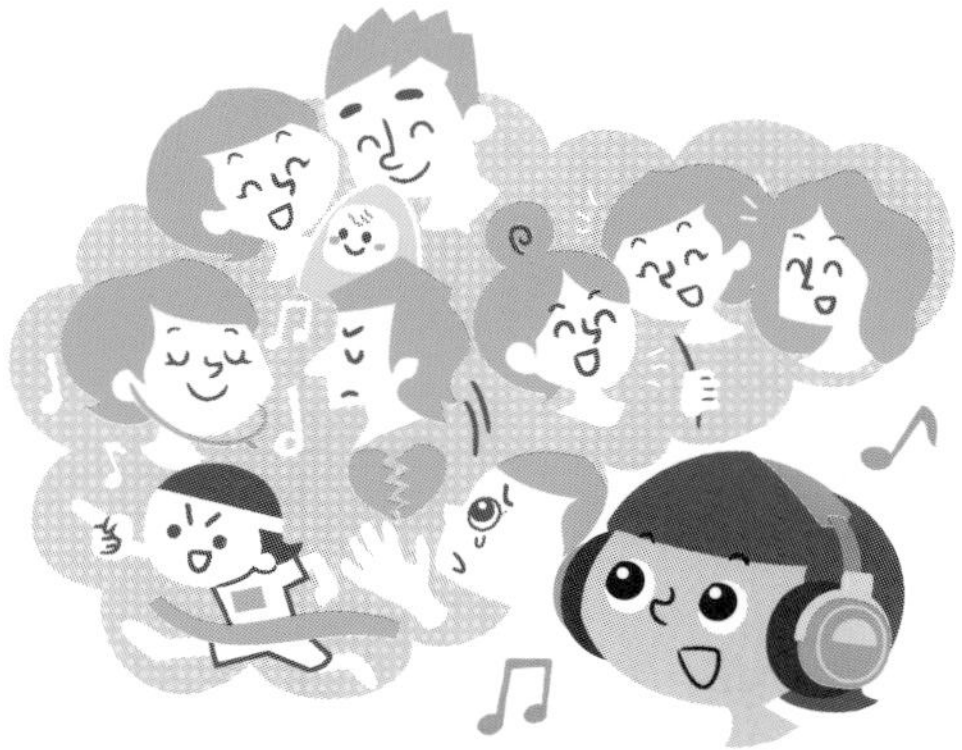

8 曲目 涙のあと

この曲は、いきなり感情を揺さぶられる起伏に富んだメロディーからスタートします。悲しみに浸りたいときやマイナスの感情と向き合いたいときは、この曲に身を委ねるようにしてみるといいでしょう。

(作曲:大矢たけはる)3分38秒

9 曲目 我が道

この曲は、自分のあるべき姿や進むべき道をたしかめたいときや自信を回復したいときに聞くのがおすすめです。たとえば、自分の目の前に「1本の道」が続いているようなイメージを広げつつ、耳を傾けてみてはどうでしょう。

(作曲:大矢たけはる)4分46秒

10 曲目 ひとときの休暇

この曲は、本来の自分のペースを取り戻したいときに、「いいときの自分のイメージ」をふくらませていくのに向いています。キレのいいギターに耳を傾けるうちに、充実した自分、余裕のある自分の姿がよみがえってくるのではないでしょうか。

(作曲:大矢たけはる)3秒28秒

11 曲目 ぬくもり

自分をこれまでを支えてくれたすべての人、すべての物事に感謝を捧げたくなるような曲です。自分がいまあるのは、誰のおかげなのか。自分の心を裸にして、お世話になった人たちの体温を感じるつもりで耳を傾けてみてください。

(作曲:大矢たけはる)4分38秒

12曲目 坂道

静かなピアノ、シンプルなアレンジからスタートすることで、心を落ち着かせ、途中から入るストリングス音とともに、呼吸を深くゆっくりできるようにイメージしています。後半はメロディーも少しアレンジし「和テイスト」を感じる日本ならではの落ち着いた風景・情景を頭の中で描けるように編曲しました。

（作曲：小林弘幸　編曲：大矢たけはる）5分25秒

13曲目 野原

３拍子の心弾むワルツをイメージし、シンセアコギを使って明るいテイストに。この曲を聞くだけで落ち着きながらも自然に３拍子リズムに乗って体がゆったり揺れて、楽しい気分になれるようにアレンジ。後半はストリングス音を入れ、メロディーも音数を増やし軽快に仕上げています。後半になるにつれて自然に体がリズムに乗れるような構成になっています。

（作曲：小林弘幸　編曲：大矢たけはる）4分34秒

14曲目 海岸

曲のスタートを優しいエレクトリックピアノの音色で強弱つけず演奏しています。特にイライラしているときに聞いくと優しい気持ちになれる曲です。後半はシンセハーモニカを使っていて、過去を思い出し懐かしい気持ちになれるようにつくりました。イライラしていたときに、過去の楽しかったことなど頭に描き、自分を見つめ直してみてはいかがでしょうか。

（作曲：小林弘幸　編曲：大矢たけはる）5分21秒

15曲目 希望

ピアノ音とエレクトリックピアノ音を足して、温かみのある音作りにしています。バックに鳥のさえずりが入っているので、誰もいない静かな森林の中をゆっくり散歩していているイメージが湧いてくるはず。マイナスイオンをたっぷり感じる森林浴を頭に描きながら聞くことで、スーッとストレスがなくなると思います。寝る前などにもおすすめで、深い眠りにつけるでしょう。

（作曲：小林弘幸　編曲：大矢たけはる）5分51秒

ヒーリング音楽とは
違います。
なぜなら、
医学的根拠をベースに
作られているからです。

ヒーリング音楽とはここが違います！

自律神経を整える「音楽」の特徴

「自律神経を整えること」を目的に作られています。

そのためには「思わず過去や未来の自分をイメージしてしまう音楽」である必要があります。この楽曲は、いずれもこうしたイメージを引き出しやすいように作曲されています。

たとえば、気分をしみじみさせるメロディーラインをリフレインしています。このように同じメロディーパターンが繰り返されると、次に来るメロディー展開を予想でき、脳内において過去や未来のイメージを喚起する部分が刺激されます。

基本メロディーラインの要所に「変化」が織り込まれ、あたかも起承転結のある小説でも読んでいるかのようなストーリー性を感じさせるようになっています。聞いていると、自然に音楽に入り込んでいって、自分の人生の一場面を連想してしまうわけです。

ヒーリング音楽の特徴

リラクゼーションを目的として作られ、気持ちのいい音楽、心が癒される音楽となっています。ヒーリング音楽には、心を落ち着かせる作用はあるが、「自律神経を整える効果」までは期待できません。「自律神経を整えること」を目的に作られているわけではないからです。

どういう音楽が自律神経によいのか?

みなさんは、いつもどういう音楽を聞きますか。

私は、自分が好きだと思える音楽を聞くのが、いちばんよいことだと思っています。この音楽を聞くと気分がよくなる、元気になるというものなら、どんなジャンルの音楽であっても自律神経によい影響を与えるでしょう。

私の場合、ホッとするような音楽を好んで聞きます。過去をイメージすることで、振り返りながら元気づけられる音楽が、自分の好きな音楽のようです。このような音楽を聞いていると、自然と呼吸が安定していくのがわかります。

このように、普段なら自分がよいと思う音楽を聞いてください。問題は、不安なことや心配ごとがあるときです。

不安なことや心配なことがあって自律神経のバランスが乱れていると、人は音楽を聞く気になれません。音楽を楽しめるというのは、心に余裕があるということなのです。音楽を聞く気になれない、どんな音楽を聞けばいいのかわからない、そのようなときこそ、この音楽を聞いてください。きっとあなたの心の「スイッチ」になって、自律神経のバランスを整えてくれるでしょう。

私がよく聞くのは、こんな音楽です

- フレデリック・ショパン「練習曲(エチュード)」
- 「テネシーワルツ」
- 「ラ・ノビア」
- 「アメイジング・グレイス」
- 「ダニー・ボーイ」
- ルベッツ「シュガー・ベイビー・ラブ」
- イーグルス「デスペラード(ならず者)」
- 荒井由実「卒業写真」
- 福山雅治「Beautiful life」
- サザンオールスターズ「tsunami」

第2部

なぜ自律神経が「健康のカギ」なのか？

私が自律神経に注目したのは、これが理由でした

私は若い頃から自律神経を専門に研究してきたわけではありません。本腰を入れて研究し始めたのは、教授になる5年前のことです。

どうして自律神経に着目するようになったのか。

それは、**私自身が「悪い流れ」を断ち切って、「いい流れ」に乗っていきたかったからです**。その経緯をここで少しお話ししておくことにしましょう。

人間関係のストレスで「サザエさん症候群」になる

私は30歳のときから35歳のときまで、イギリスの大学病院に留学していました。とても有意義な留学生活であり、多くのことを身につけて帰国した私は、その知識や技術を生かして仕事に励もうと、気持ちも新たにはりきっていました。

ところが、そんな私に大きな壁が待ち受けていたのです。帰国してから教授になるまでの10年間は、私の人生にとって、もっとも厳しい時期となってしまいました。

いちばん疲弊させられるのは、人間関係のストレスです。どんな社会でも人間関係は一筋縄《ひとすじなわ》ではいきません。誰それと誰それが敵対しているとか、誰それは、誰それの

昇進に嫉妬《しっと》しているとか、とにかくめんどう極まりないのが現代社会です。何か新しいことでも提案しようものなら、あっちに話をつけ、こっちのご機嫌を伺い、周到に立ち回ってかなりの労力を費やさなくてはなりません。それに、上から理不尽な要求を突きつけられたり、めんどうな仕事を押しつけられたりすることもしょっちゅうでした。そんな環境で働いていて、ストレスがたまらない人などいません。

しかも、その頃の私は、毎日朝から晩まで仕事漬けの生活を送っていました。朝7時には病院に来て、日中は手術や診療で昼食をとる暇もないほどに忙しく、夜は日付が変わる時間まで残務整理をしているのが当たり前。家には寝に帰るようなもので、病院で夜を明かすこともしょっちゅうでした。

いま考えると、**当時の私の自律神経は、かなりめちゃくちゃな状態になっていた**のではないかと思います。どっぷりとストレスにハマっているうえ、休む間もなく、時間に追われるように次から次へと仕事、仕事、仕事……。私は、別に仕事に邁進《まいしん》することが嫌いではありませんでしたが、きっと、自分でも気がつかないうちに、心と体をパンク寸前まで擦り減らしてしまっていたのではないかと思います。何ものかにとりつかれたように仕事をするうちに、心身に不調を覚えるようになっていきました。

みなさんは「サザエさん症候群」をご存じでしょうか。じつは、私は30代の終わり頃にこれになったことがあるのです。

「サザエさん症候群」とは、日曜日の夕方、テレビから『サザエさん』のテーマソングが流れてくる頃合いになると、〝ああ、明日はまた仕事かあ〟という思いから憂うつになってしまう病態のことです。

私は自分の仕事が好きだったので、この症状に気づいたときはけっこうショックでした。いくら気持ちを切り替えようとしてもダメ。日曜日、美しく沈む夕日を見ていると、心までどんどん沈んでいってしまうのです。

もっとも、私も医者のはしくれですから、自分に現われた症状が**「自律神経のSOS」**であることはすぐにわかりました。そして、その後は生活を見直し、できるだけ自律神経のバランスを整えるように心がけました。自分からブレーキをかけて無理を慎み、休めるときはしっかり休むようにしたのです。すると、忙しいなかでも、少しずつ心と体に余裕を持って行動できるようになり、「サザエさん症候群」の症状も、いつの間にか現われなくなっていきました。

「音楽が自律神経に効く」ことを実感する

ですから、自律神経を整えるために役に立ちそうなことは、何でもやってみるようにしました。まっさきに飛びついたのが音楽です。

それまでの人生でも音楽を聞いて救われた気持ちになったことが何度もあったので、私は「音楽が自律神経に効く」ということに自信を持っていました。実際に大きな効果が感じられ、以来私は、余裕のないときや落ち込んだときには、決まって音楽を聞くようになりました。そのほかにも、日記をつけるようにもなりましたし、香りの効果を試したりもしました。

そして、そうやって**自律神経をバランスよくキープしていれば、心も体もいい状態にシフトしていける**ことがわかるようになってきました。自律神経というメカニズムに人を変える大きな力が潜んでいることも、おぼろげながら見えるようになってきました。

それで教授になって、私は自律神経の研究に本腰を入れる決意をしたのです。

つまり、私が自律神経研究にたどり着いたのは、自分自身が早く悪い流れから脱出したかったから。〝自分のこの状況を変えたい〟という一心があったからこそ、「いまの私」があるのです。

自律神経は自分でコントロールできるものです

自律神経には「交感神経」と「副交感神経」とがあります。

私たちの体のなかで、交感神経はアクセル、副交感神経はブレーキの役割を果たしています。交感神経のアクセルを踏み込むと、血管が収縮して心拍数や血圧が上がり、気持ちが高ぶってアグレッシブな方向へシフトすることになります。一方、副交感神経のブレーキを踏むと、血管が拡張して心拍数や血圧が下がり、気持ちが落ち着いてゆったりリラックスする方向にシフトするわけです。

現代人は交感神経ばかり上がりっぱなし

この**交感神経と副交感神経は、両方とも高いレベルでバランスよくキープされているのがベスト**です。両方ともハイレベルで安定しながら、日中は交感神経が少し高いくらい、夜間は副交感神経が少し高いくらいになるのが理想的です。

反対に、**どちらか一方にバランスが偏った状態が続くと、心身にさまざまなトラブルが生じる**ことになります。ところが、現代人には、このバランスを大きく崩している人がたいへん多いのです。とりわけ目立つのは、交感神経ばかり上げっぱなしで、副交感神経の働きを落としているタイプです。

なお、このように交感神経優位タイプの人が多くなっているのは、「交感神経が上がりやすいから」でもあります。交感神経は身に危機が迫ったときに〝緊急スクランブル〟的に心身機能を引き上げる役割をしているため、もともと上がりやすくできています。これに比べると、副交感神経の上がり方は緩慢《かんまん》です。

要するに、自律神経は、交感神経だけを上げるのは簡単なのですが、**交感神経と副交感神経の両方のレベルを引き上げるのはけっこう難しい**のです。車にアクセルとブレーキの両方が必要なように、交感神経と副交感神経との両方が高いレベルで安定していてこそ本来の力を発揮するようにできています。

ですから、自律神経のバランスを整えたいなら、まずは**下がりっぱなしの副交感神経を引き上げる**のがファーストステップ。**そのうえで、交感神経と副交感神経が「両方ともハイレベルで安定した状態」をキープしていかなくてはならない**ということになります。そして、その状態をコントロールする最良の方法が「音楽」なのです。

過去や未来をイメージすることが大切です

自律神経を整えるには、音楽以外にも効果がある手段があります。後の項でご紹介しますが、「日記」をつけることもたいへん有効だと考えています。

「日記」と言っても、私がおすすめしているのは、**「今日いちばん失敗したこと」「今日いちばん感動したこと」「明日の目標」をそれぞれ1行にまとめる**という簡単なもの。全部書いても3行で済むため、私はこれを**「3行日記」**と呼んでいます。

みなさん、どうして「3行日記」で自律神経が整えられるのか、わかりますか？

それは、その日の自分の過去を振り返り、明日の自分の未来に思いを馳《は》せるからです。人間の心身の活動は、自分の過去や未来のイメージをふくらませようとすると、そのとたん、すっと落ち着いて平静を取り戻すようにできています。

このように心身が落ち着くのは、**呼吸が整う**ためです。呼吸が整ってゆっくりと深く息をするようになると、多くの酸素が取り入れられ、血行がよくなって、酸素と栄養を載せた血液が体のすみずみに行き渡るようになります。また、それと同時に副交感神経が高まって、自律神経のバランスが安定する方向へとシフトします。だから「3

行日記」をつけていると、1日1日、自律神経の乱れをリセットしつつ、心と体の調子をよりよい方向へ整えていくことができるんですね。

まず習慣にしよう

この「自律神経が整う音楽」のような「自己投影ミュージック」を聞くことでも同様の効果が期待できます。

つまり、**音楽を聞きながら自分の過去を振り返り、自分の未来に思いを馳せてイメージをふくらませていけば、日記と同様、呼吸が整って、副交感神経が高まる作用がもたらされる**ことになるわけです。

おそらく、「日記をつける」となると、たとえ3行でも〝ハードルが高い〟と感じてしまう人が少なくないのではないでしょうか。〝続けられる自信がない〟と思ってしまう人が多いのかもしれませんね。

ですから、まず音楽から始めましょう。音楽なら、ただ聞いているだけでいいのですから。

書くことに自信がない人は、聞いているだけで構いません。ぜひ、1日1日、自分の過去や未来のイメージをふくらませる習慣をつけるようにしてみてください。

体のパフォーマンスを上げる「カギ」ってあるの？

ひとつのカギが見つかると、それまで疑問に感じていたことが、おもしろいくらい次々に解決していくことがあります。**私にとっては、自律神経こそがまさにそのカギでした。**

自律神経バランスを測定できる機器を開発し、多くの人の協力を得て測定データを出してみると、健康な人、いい結果を出している人ほど、自律神経のバランスがいいことがわかってきました。すなわち、人が健康になるか病気になるかも、人が仕事で力を発揮できるかどうかも、スポーツ選手が実力を出せるかどうかも、すべて自律神経のバランスで説明がつくことがわかってきたわけです。

集中力の極限で知った「ゾーン」感覚

たとえば、私は子どもの頃、「ゾーン」に入る経験をしたことがあります。最初は中学2年生の野球の地方大会の決勝戦のとき。0対0で迎えた最終回、ワンアウト3塁で私の打席が回ってきたのですが、私は打つ自信がなく、とにかくストライクゾーンに来る球を何球もファールで粘っていました。ところがいつの間にか、何だか周りがシーンとなって、私はピッチャーと自分しか動いていないような感覚に陥りました。球筋がしっかりと見え、自然にバットが出て、打った球はセンター前に運ばれていきました。サヨナラヒットです。

当時は「ゾーン」なんて知りませんでしたが、子ども心に〝人間は、この感覚をつかめば、もっと力を発揮できるんじゃないか〟と感じました。

その後も、ラグビーの試合中や手術中などに、〝周りが止まった感覚〟になっていい結果を出せたことがあり、〝いったいこの現象は何だろう〟という思いをずっと引きずっていたのです。

「ゾーン」とは、集中力が極限まで高まっていながら、心身は冷静でいられる状態のこと。**交感神経と副交感神経の両方が高まった際に現われやすく、神がかり的なパフォーマンスを発揮できる**のです。

このことがわかってから、私は多くのトップアスリートやパフォーマーを指導するようになっていきました。すなわち、中学2年の野球大会のときに感じた〝こういう感覚をつかめれば、人間はもっともっと力を発揮できるんじゃないか〟という思いを、はからずも多くの人のために実現していくことになったわけです。

音楽にはこんな効果があるのです

医学生時代、ラグビーに熱中していた私は試合中に大ケガをしてしまい、しばらく入院していたことがあります。そのとき、ふたり部屋で同室になったのが松ちゃんでした。

松ちゃんは、テニスをやっていて、海好きで、たくましそうに日焼けした青年でした。私たちは、すぐに意気投合しました。私は、どうしてこんなに健康そうな人が入院してきたのかと思いましたが、松ちゃんは、足が痛くて仕方がないのだと言います。当時の私は医者の卵でしたから、その後、病状の進行や医師とのやりとりを見ていて、大方の推察がつきました。松ちゃんは骨肉腫《こつにくしゅ》だったのです。

松ちゃんには、「本当に好きな女性」がいました。一度告白したことがあったのですがダメだったのだそうです。でもしばらく後、その女性が病室を訪ねてくるようになりました。

松ちゃんとその女性は、1日ずっと病室で話していました。しかし、面会時間は限られていますので、夜になれば、病室は松ちゃんと私のふたりだけになります。そして、そういう長い長い夜に、いつも私たちが聞いていた音楽が、ホイットニー・ヒューストンでした。鈴木雅之さんの「ガラス越しに消えた夏」もよく聞きました。**音楽はとても雄弁でした**。お互いにかける言葉が見つからないようなときも、音楽はその都度、私たちに何かを伝え残してくれました。

いまでも自分を励ましてくれる音楽

その後、松ちゃんは亡くなりました。いまでも私は当時の曲をよく聞きます。あの音楽が流れると、あの病室と松ちゃんの顔が浮かんできます。

私は、勤務先の病院と家とを車で行き来しているのですが、仕事でヘトヘトに疲れた日や人間関係のストレスでげんなりした日に、カーステレオでホイットニー・ヒューストンを聞くと、松ちゃんが〝それくらいのことでへこたれるなよ〟と言ってくれている気がします。すると、耳を傾けているうちに迷いが消え、いつの間にか心のトーンが塗り替えられて、明日もがんばろうという気持ちになってくるのです。

音楽には大きな力があります。とりわけ、**自分の過去の体験や思い出が深く刻まれた音楽は、その人にとって大きな力となります**。みなさんもぜひ、そういう音楽を大事にして、これからの自分の人生のために役立てていくようにしてください。

効果をさらに高める方法❶

3行日記を書く

ここからは、自律神経が整う音楽の効果をよりいっそう引き出すためのハウツーを紹介していきたいと思います。私がみなさんにとくにおすすめしたいのが**「音楽を聞きながら日記を書くこと」**です。

私は自律神経を整えるために、1日の終わりに3行の日記をつけることを推奨しています。この日記は、**「今日いちばん失敗したこと」「今日いちばん感動したこと」「明日の目標」という3つのテーマを、それぞれ1行の簡潔な文にまとめていく**というもの。自分の過去や未来のことに思いを馳せながら、ゆっくり、ていねいに文字を書くと、すっと呼吸が落ち着きます。詳しい書き方については、『「3行日記」を書くと、なぜ健康になるのか?』(アスコム刊)をご覧ください。

日々この3行日記をつけていれば、健康も、美容も、人間関係も、自己実現も、いろんなことをいい流れに乗せていくことができるようになるでしょう。そして、この本の音楽をBGMとして流しながら日記をつけるようにすれば、こうした〝効果〟をさらに引き上げていくことができるはずです。

「3行日記」は、3つのテーマを書きます!

月　　日(　　)

①今日いちばん失敗したこと

②今日いちばん感動したこと

③明日の目標

「3行日記」の書き方

- 寝る前に、ひとりになって机に向かいましょう。
- 日付と曜日は必ず記入しましょう。
- ①→②→③の順番で書いてください。
- 字数に制限はありませんが、できるだけ簡潔に。
- 必ず手書きで、ゆっくりと、ていねいに。

効果をさらに高める方法❷
アロマ

みなさんのなかには、アロマテラピーをやっている方や興味を持っている方も多いことでしょう。

アロマテラピーの香油には、心身を落ち着かせる働きのあるものが少なくありません。リラックス系の作用があるのは、ラベンダー、カモミール、クラリセージ、イランイラン、サンダルウッドなど。お風呂のお湯に数滴たらしたり、一滴たらしたハンカチを寝室の枕元に置いておくだけで、心地よい香りに包まれ、心と体をリラックスさせることができるわけです。

でも、みなさん、どうせなら**香りに包まれながら、この本の音楽に耳を傾けてみてはいかがでしょうか。**

そうすれば、リラックス効果は倍増するはずです。

この音楽は、お風呂に入りながら聞いても、ベッドに入って聞いても構いません。

アロマテラピーの香りと音楽のメロディーの両方の流れる浴室や寝室は、きっと〝究極の癒し空間〟となることでしょう。嗅覚《きゅうかく》と聴覚の両方からリラックス系の刺激が入ってくるわけですから、副交感神経もゆったりと羽根を伸ばして高まっていくようになるのではないでしょうか。

それに、**頭の中のイメージも広がりやすくなる**はずです。自律神経のバランスを整えるには、自分の過去や未来の一場面をイメージしていくといいわけですが、音楽に香りがプラスされれば、どこへ行くにも自由自在。子どもの頃の懐かしい日の思い出であろうと、10年先20年先の自分の暮らしぶりであろうと、どこまでも際限なくイメージを広げていけるのではないでしょうか。

なお、日頃忙しく毎日を過ごしていると、嗅覚や聴覚を活用して物事を行なうようなことはそう多くありません。しかし、このように普段から嗅覚や聴覚を働かせながらイメージをしていると、それまで使わずに眠っていた五感が目を覚ますようになるのです。

つまり、自律神経のリセットだけでなく、**五感のリセットにもなる**ということ。おそらく、こうした「アロマテラピー＋音楽」によるリセットを続けていれば、より豊かな感受性でイメージを広げられるようになっていくことでしょう。

効果をさらに高める方法❸

呼吸

呼吸と自律神経は、切っても切れない関係にあります。呼吸が乱れれば自律神経も乱れるし、呼吸が整えば自律神経も整うもの。また、自律神経が乱れていれば呼吸も乱れるし、自律神経が整っていれば呼吸も整うものなのです。

ですから、**自律神経のバランスの乱れをリカバリーしようというときは、呼吸を落ち着かせる**ことが大切です。

私が推奨しているのは**「1対2の呼吸」**です。とても簡単で、ゆっくり息を吸ったら、2倍の時間をかけてゆっくり息を吐いていくだけ。1対2になるようにゆっくり深い呼吸をします。呼吸は鼻からでも口からでも構いませんので、あまり意識しないでリラックスして行なうようにしてください。

この本の音楽に耳を澄ましながらこの呼吸をするようにすれば、より効率的に自律神経バランスを整えることができるはずです。また、呼吸に合わせて次の項のストレッチをするのもおすすめ。みなさんぜひ試してみてください。

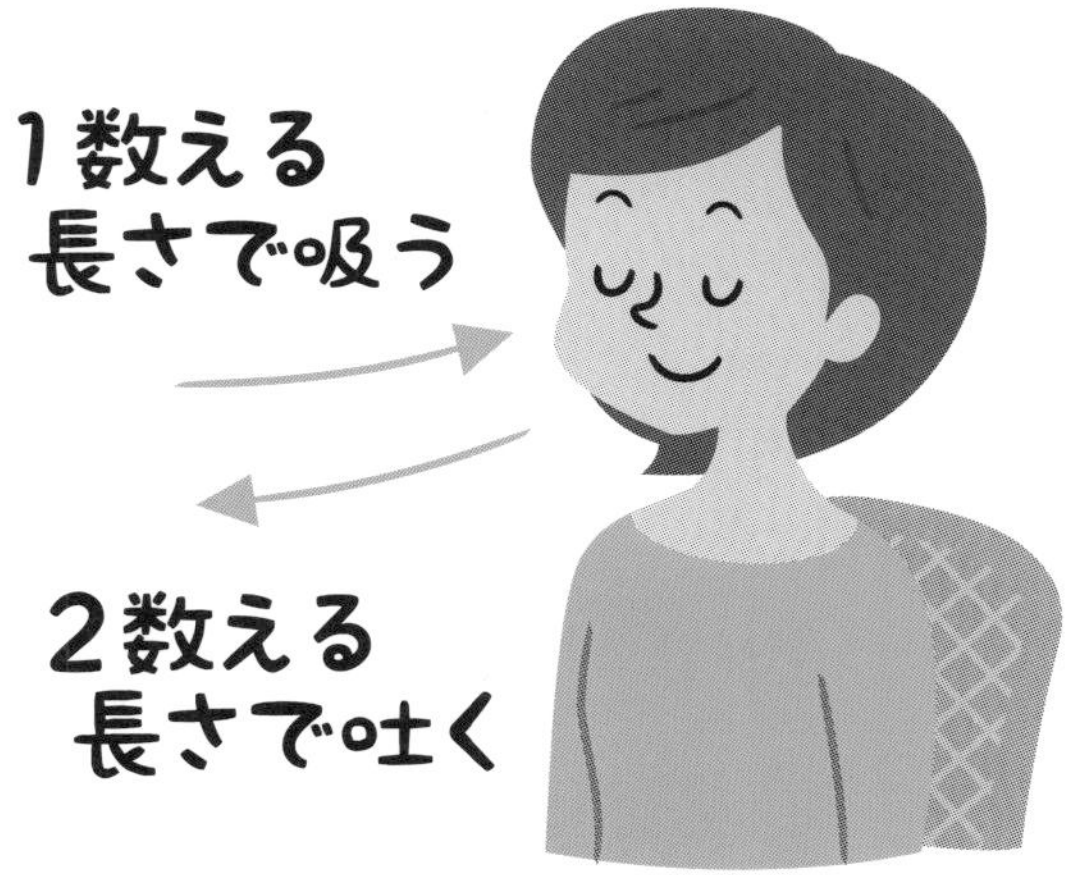

一瞬でパフォーマンスを上げる
“ゆっくり深い呼吸”を取り入れよう

ゆっくり1数える長さで息を吸い、次にその倍の時間をかけて息を吐きます。これを適度に繰り返せば、パフォーマンスを上げることができます。

効果をさらに高める方法④

ストレッチ

夜のリラックスタイムに軽いストレッチをしながらこの本の音楽を聞くのもたいへんおすすめです。

私のおすすめするストレッチは次ページの通りです。

どんな場所でも可能なストレッチなので、就寝前にふとんの上で行なってもOK。1日の疲れをとるようなつもりで筋肉をほぐし、それからふとんに入るようにすれば、ぐっすり眠れることでしょう。

軽いストレッチによって筋肉の緊張がほぐれると、自律神経の緊張もほぐれます。この本の音楽をBGMにしてイメージをふくらませながら行なえば、**相乗効果によって効率的にバランスを整えることができる**でしょう。

スマホやCDプレーヤーを自動的に切れるようにタイマーをセットし、そのままBGMを子守唄がわりにして眠るのもいいと思います。頭の中に自分の過去や未来のイメージを広げながら寝れば、きっといい夢が見られるのではないでしょうか。

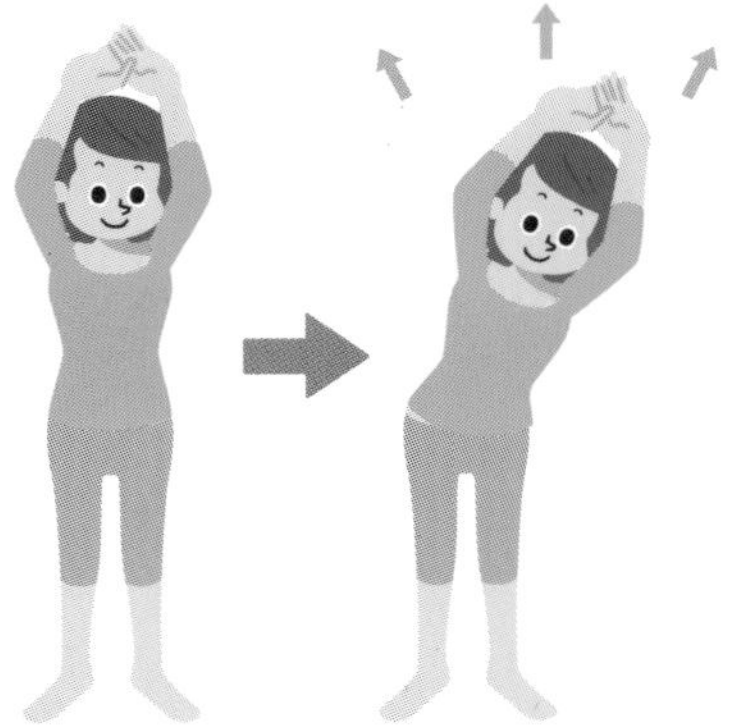

1 手の先を持って体側を伸ばす

①両足を肩幅に開いて立ち、両腕を上げて右手の先を左手でつかむ。②息を吐きながら上体を左に倒し、右の体側を伸ばす。③息を吸いながら上体を戻し、体を上方向へ伸ばす。④つかむ手を反対に替え、反対側も同様に行なう。矢印のように3方向に伸ばす。

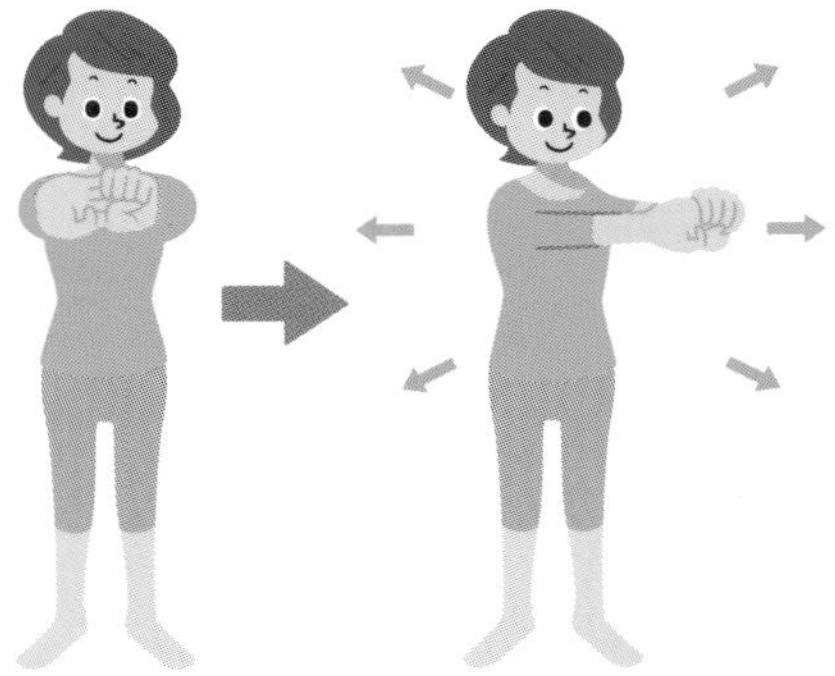

2 手の先を持って横に伸ばす

①両足を肩幅に開いて立ち、両腕を前に伸ばして右手の先を左手でつかむ。②息を吐きながら、右腕を左手で左側に引っ張る。③つかむ手を反対に替え、反対側も同様に行なう。矢印のように左右3方向ずつ伸ばす。

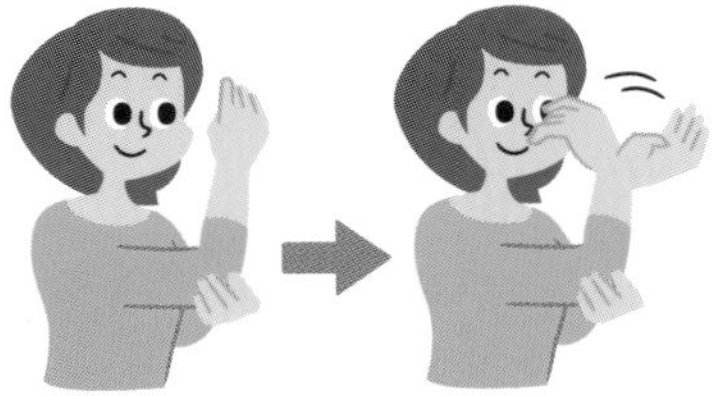

3 ひじを固定して手首を回す

①立っても座ってもどちらでもOK。背筋を伸ばして右腕を前に出し、手首が上になるようひじを直角に曲げる。左手は右ひじに添えて固定する。②①の位置のまま、右手首をぐるぐる回す。腕を反対に替え、反対側も同様に行なう。

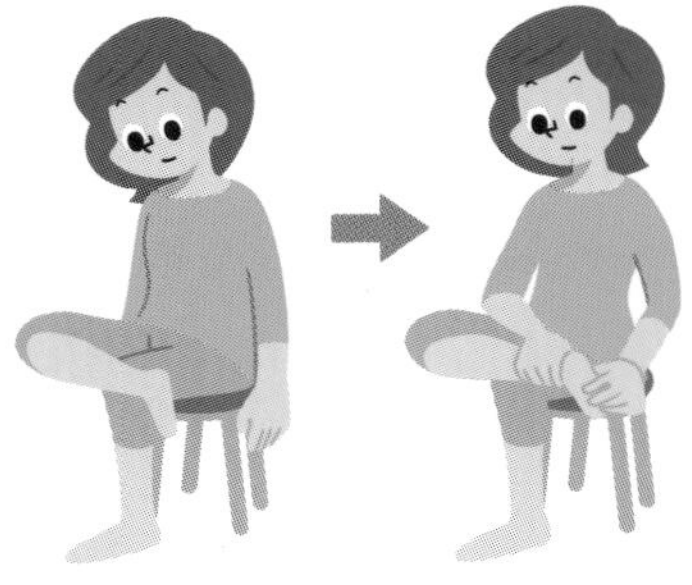

4 反対側のひざの上で足首を回す

①椅子に腰かけて両ひざが直角に曲がるように座る。右足首を左膝の上に乗せる。②右足首をぐるぐる回す。③足を替えて、反対側も同様に行なう。

脳にアルファ波が出て、毎日ぐっすり眠れるようになる

現代において、不眠などの睡眠トラブルに悩んでいる人は数えきれないほどです。こうした睡眠トラブルは、ほとんどが**自律神経のバランスの崩れからくる**症状です。寝つきがよく、ぐっすりと深く眠ることのできる睡眠は、副交感神経が引き上げられて脳と体が十分に落ち着くことによってこそ得られるものです。

日々、**自律神経が整う音楽に耳を傾けて、副交感神経を引き上げてバランスを整える**ようにしていれば、着実に眠りの質が変わっていくことでしょう。きっと、朝起きたときの爽快感や疲れのとれ具合が違ってくるはずです。

この本の音楽に脳をリラックスさせる効果があることは、実験においても確認済みです。音楽を聞きはじめると、**心身がリラックスしているときに現われるアルファ波が脳に出てくる**のです。ソファなどでゆったりくつろいで音楽を聞くのもいいですし、ふとんに入って目をつぶりながら音楽に耳を傾けてみてください。

聞きながら「自分のストーリー」を作ってみよう

これまでどんな道を歩いてきて、これから先どんな道を歩んでいくのか。みなさん、音楽に合わせて自由にイメージを広げていってください。

なお、音楽でワンシーンを思い浮かべることに慣れてきたら、そのシーンをつなげてひとつのストーリーに仕立てていくのもいいと思います。音楽によって湧いてきたイメージをつなぎ合わせ、自分の物語を作っていくのです。

ストーリーを作る際に守っていただきたいのは、必ず**「自分を主人公にする」**ということ。また、あまり「頭」で考えようとせず、**流れてくるメロディー展開に合わせながら「感性」のおもむくままにイメージを広げていくといい**でしょう。

普段から〝自分を投影できる音楽〟を聞いていると、「自分が生きていくイメージ」が整ってきます。**目指すべき人生が見えてきて、それに向けて「生きていく力」がついてくる――ストーリー性のある音楽にはそれを引き出すだけの力がある**のです。

著・作曲

小林弘幸（こばやし・ひろゆき）

順天堂大学医学部教授。日本体育協会公認スポーツドクター。

1960年、埼玉県生まれ。87年、順天堂大学医学部卒業。92年、同大学大学院医学研究科修了。ロンドン大学付属英国王立小児病院外科、トリニティ大学付属医学研究センター、アイルランド国立小児病院外科での勤務を経て、順天堂大学小児外科講師・助教授を歴任する。

自律神経研究の第一人者として、プロスポーツ選手、アーティスト、文化人へのコンディショニング、パフォーマンス向上指導に関わる。また、順天堂大学に日本初の便秘外来を開設した“腸のスペシャリスト”でもあり、みそをはじめとした腸内環境を整える食材の紹介や、腸内環境を整えるストレッチの考案など、様々な形で健康な心と体の作り方を提案している。

『医者が考案した「長生きみそ汁」』、『医者が考案した「ラクやせみそ汁」』（アスコム刊）などの著書のほか、『世界一受けたい授業』（日本テレビ）や『中居正広の金曜日のスマイルたちへ』（TBSテレビ）などメディア出演も多数。

作曲・編曲・演奏

大矢たけはる（おおや・たけはる）

名古屋市出身のシンガーソングライター、ミュージッククリエイター。

2005年、オーディションをきっかけにメジャーデビュー。数多くのCMソング・楽曲提供・BGM制作を担当。プロ野球選手やプロレーサーへの応援ソングも提供している。

自身が音楽担当したCDブックシリーズは累計180万部を突破。国内のみならず台湾・ベトナム・韓国などでも発売され、世界中で支持され始めている。2015年、アモンボイス＆ミュージックスクールを開校し、ボイストレーナー・自律神経を整えるトレーナーとしても活躍中。


本書の音楽は、その効果に個人差があり、必ずしもすべての人の自律神経が整うものではありません。

医者が考案した
聞くだけで
自律神経が整う15曲

発行日　2020年7月1日　第1刷
発行日　2020年7月14日　第2刷

著者・作曲　小林弘幸
作曲・編曲・演奏　大矢たけはる

本書プロジェクトチーム
編集統括　柿内尚文
編集担当　小林英史
デザイン　河南祐介（FANTAGRAPH）
イラスト　フクイヒロシ
編集協力　高橋明、正木誠一
校正　植嶋朝子

営業統括　丸山敏生
営業推進　増尾友裕、藤野茉友、綱脇愛、渋谷香、大原桂子、桐山敦子、矢部愛、寺内未来子
販売促進　池田孝一郎、石井耕平、熊切絵理、菊山清佳、櫻井恵子、吉村寿美子、矢橋寛子、遠藤真知子、森田真紀、大村かおり、高垣真美、高垣知子、柏原由美
プロモーション　山田美恵、林屋成一郎

編集　舘瑞恵、栗田亘、村上芳子、大住兼正、菊地貴広
講演・マネジメント事業　斎藤和佳、高間裕子、志水公美
メディア開発　池田剛、中山景、中村悟志、長野太介、多湖元毅
総務　生越こずえ、名児耶美咲
マネジメント　坂下毅
発行人　高橋克佳

発行所　株式会社アスコム

〒105-0003
東京都港区西新橋2-23-1　3東洋海事ビル
編集部　TEL：03-5425-6627
営業部　TEL：03-5425-6626　FAX：03-5425-6770

印刷・製本　中央精版印刷株式会社

Printed in Japan ISBN 978-4-7762-1090-0

本書の文章は、2014年11月に弊社より刊行された『聞くだけで自律神経が整うCDブック』を一部修正したものです。

PC、スマホでも音声を聞くことができます!

**付属CDの音楽を、パソコン、スマホ、タブレットでも聞くことができます。
こちらのウェブサイトにアクセスしてください!**

URL https://www.ascom-inc.jp/jiritsu15/

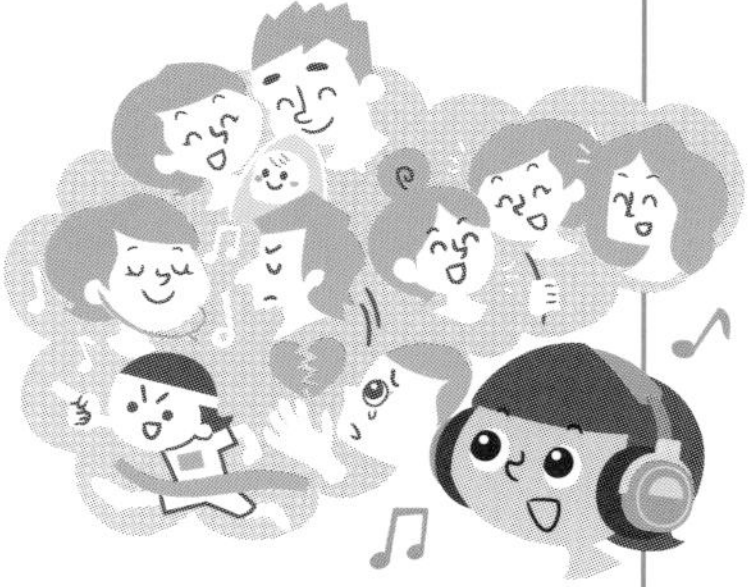

パソコンからでも、スマートフォンからでも、
タブレットからでも音声は再生いただけます。
ただし、ウェブ上での再生（ダウンロード不可）です。
接続の際の通信費はお客様の負担となります。ご了承ください。
本サービスは、予告なく変更することや
終了することがある旨、ご了承ください。
音声再生についてのお問い合わせ先：**info@ascom-inc.jp**